Astrid Süßmuth

NATURHEILKUNDE
FÜR EINEN GUTEN SCHLAF

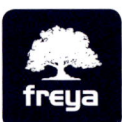

Entdecken Sie mehr mit der
FREYA-BÜCHER-APP!

INTERAKTIVES LESEVERGNÜGEN MIT DER FREYA-BÜCHER-APP!

Ab sofort können Sie unsere Bücher mit der kostenlosen App interaktiv entdecken. Videos, Zusatzinhalte und mehr Informationen aus den Freya Büchern steigern Ihr Lesevergnügen und bieten Ihnen faszinierende Einblicke.

So einfach geht's:

1. Laden Sie die kostenlose Freya-Bücher-App im Google Play Store oder im Apple App Store auf Ihr Smartphone oder Ihr Tablet.
2. Wählen Sie Ihr Buch aus der Liste in der Freya-Bücher-App aus und drücken Sie auf *Bild scannen*. Automatisch wird Ihre Kamera aktiviert.
3. Halten Sie Ihr Smartphone oder Ihr Tablet jeweils über die Bilder in Ihrem Buch, die mit einem kleinen Handysymbol versehen sind.
4. Dann öffnen sich die zusätzlichen interaktiven Elemente von selbst. Schon haben Sie Zugang zu weiteren Informationen und Videos aus dem Buch.

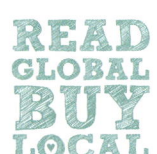

Bilder mit diesem Symbol scannen

Hinweise:

Sollten die Bilder von der App nicht erkannt werden, stellen Sie bitte sicher, dass das Buch ausreichend beleuchtet ist, und verringern Sie gegebenenfalls den Abstand zur Kamera. Ihr elektronisches Gerät muss mit dem Internet verbunden sein.

ISBN 978-3-99025-449-3
© 2022 Freya Verlag GmbH
Alle Rechte vorbehalten
Layout: freya_art, Regina Raml-Moldovan
Lektorat: Claudia Traxl, Dorothea Forster
Fotos: siehe Seite 192

printed by GPS-Group

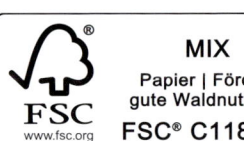

Anmerkung: Die in diesem Buch aufgeführten Rezepte und Behandlungshinweise sind von der Autorin und vom Verlag sorgfältig erwogen und geprüft worden. Sie ersetzen jedoch weder einen Arztbesuch noch eine individuelle Beratung durch einen Heilpraktiker oder eine Heilpraktikerin. Die Einnahme der genannten Heilmittel geschieht stets auf eigene Verantwortung und ist individuell sorgfältig abzuwägen. Suchen Sie im Zweifelsfall Rat bei einem fachkundigen Arzt, einer Ärztin, bei einer Hebamme oder bei Heilpraktikern. Jede heilkundliche Behandlung erfordert diagnostische, medizinische und naturheilkundliche Kenntnisse, so auch die Selbstbehandlung.

Beachten Sie, dass kein Heilmittel frei von Nebenwirkungen ist. Jede Therapie, ob homöopathisch oder phytotherapeutisch, birgt die Gefahr ungewollter Wirkungen. Spätestens wenn sich eine Erkrankung nicht mehr beherrschen lässt, also Schmerzen oder Fieber zu- statt abnehmen, ist die Grenze der Selbstbehandlung erreicht und zwingend kompetenter therapeutischer Rat einzuholen. Grundsätzlich ausgeschlossen ist eine Selbstbehandlung für Risikogruppen wie Allergiker, Schwangere, Patienten mit fortgeschrittenen Herz-, Nieren-, Leber- oder Stoffwechselerkrankungen, psychisch Kranke und Alkoholkranke.

Alle Angaben in diesem Buch erfolgen ohne jegliche Gewährleistung oder Garantie seitens des Verlags oder der Autorin. Eine Haftung der Autorin bzw. des Verlags und seiner Beauftragten für Personen-, Sach- und Vermögensschäden ist ebenfalls ausgeschlossen.

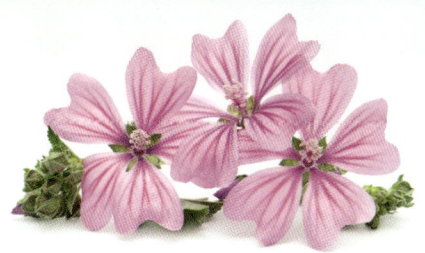

Naturheilkunde für einen guten Schlaf

Astrid Süßmuth

ALLE REZEPTE FÜR DEN SÜSSEN SCHLUMMER

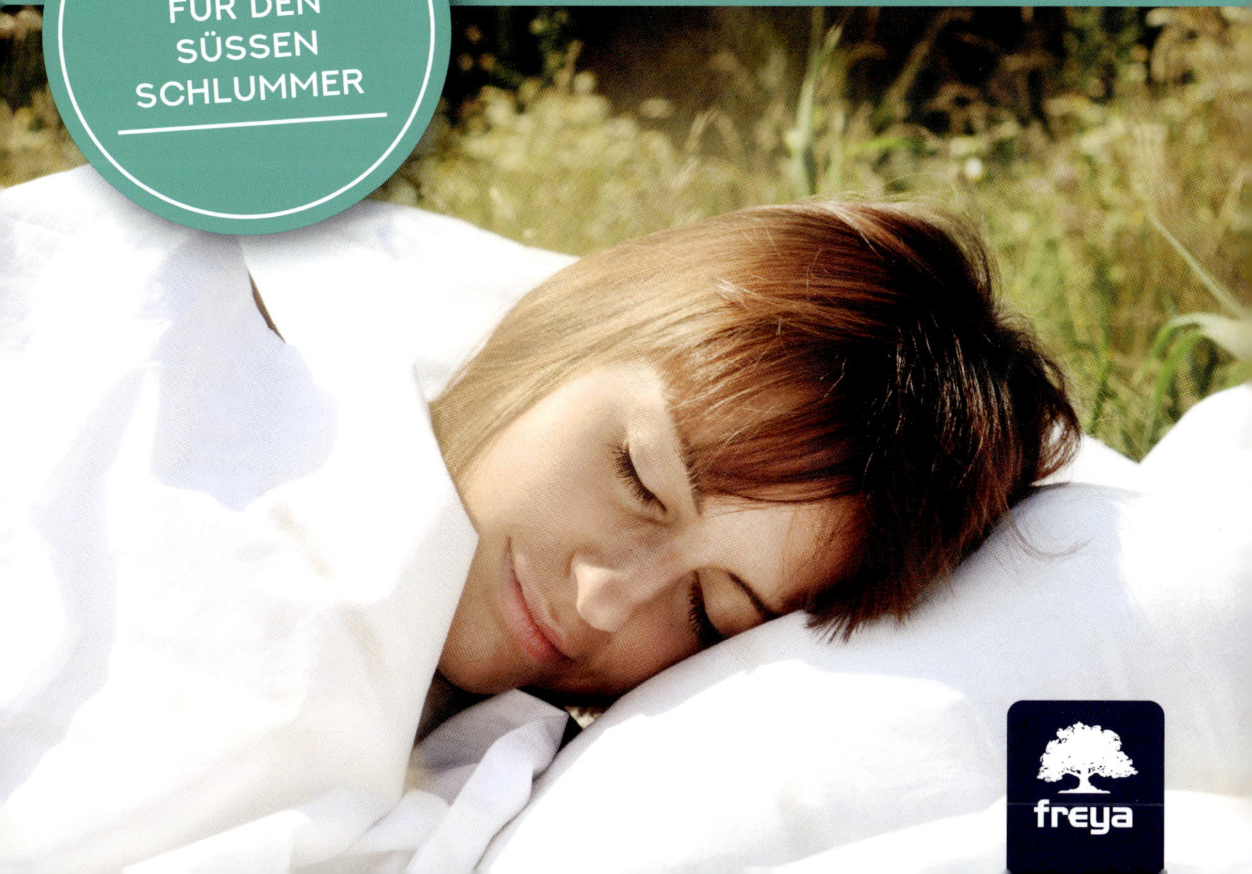

freya

» Gelesene
Texte

Sanft zum guten Schlaf

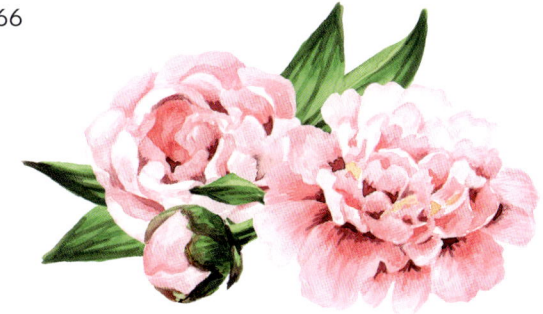

VERWENDETE ABKÜRZUNGEN

äth. Öl	ätherisches Öl	Msp.	Messerspitze
Dil.	Dilution (alkoholische homöo-pathische Zubereitung)	Tab.	Tablette
EL	Esslöffel	tägl.	täglich
getr.	getrocknet	TL	Teelöffel
ggf.	gegebenenfalls	Tr.	Tropfen
Glob.	Globuli	Trit.	Trituration (Milchzuckerverreibung)
jew.	jeweils	wöchentl.	wöchentlich

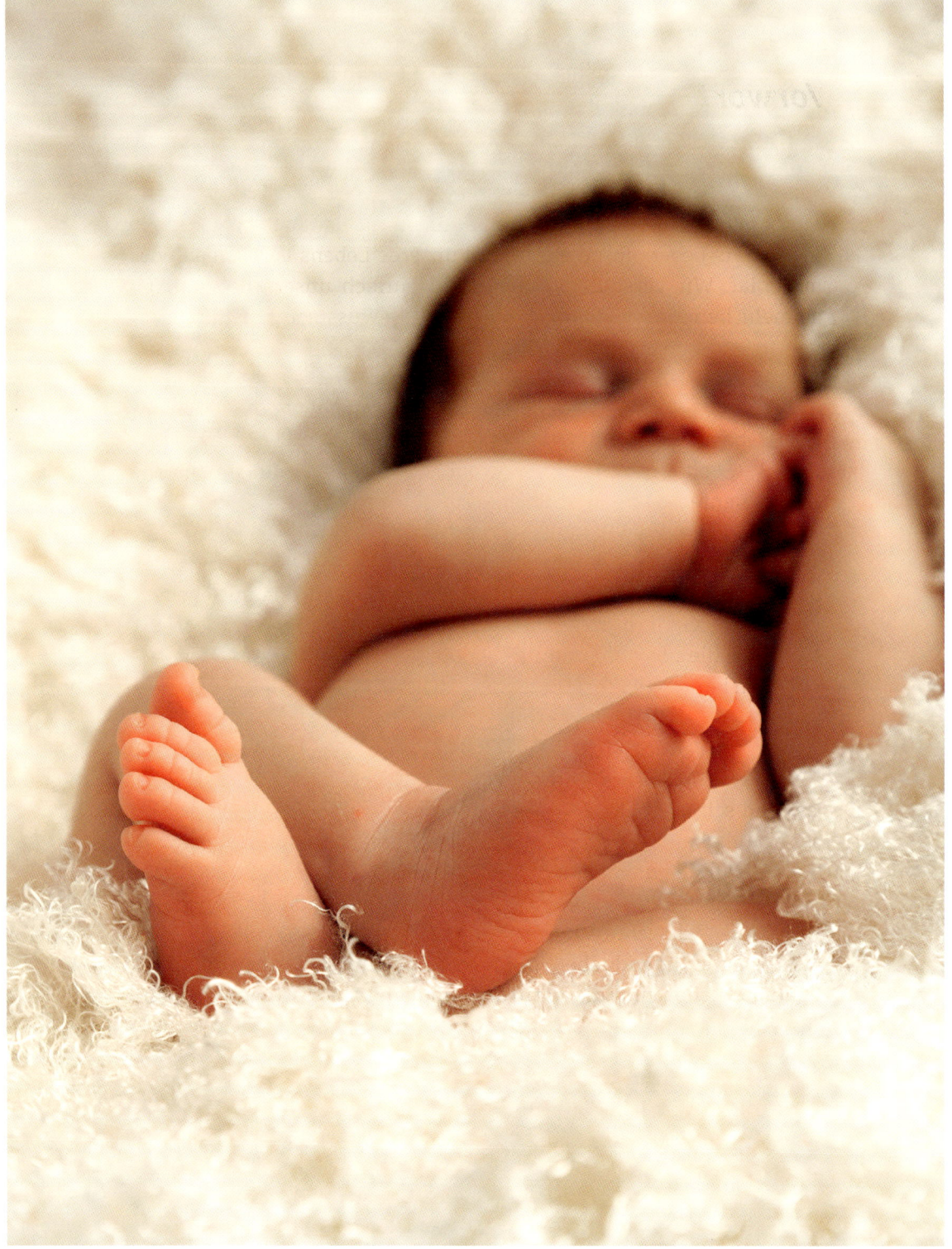

Vorwort

Liebe Leserin, lieber Leser!

Schlaf ist ein Faszinosum. Nicht greifbar, nicht durch Willenskraft erreichbar – und schon gar nicht käuflich. Und dennoch begleitet er uns durchs Leben. Rund ein Drittel unseres Lebens verbringen wir im Schlaf. Wir verschlafen aber nicht einfach unsere Lebenszeit, vielmehr befinden wir uns nur in einem Bewusstseinszustand, der vom analytischen Tagesverstand abgekoppelt ist. Es ist eine essenzielle Körperfunktion, ohne die wir gar nicht leben könnten und die so wunderbare Seiten haben kann.

Der Schlaf begleitet uns durchs Leben als eine ganz persönliche *Erlebniswelt Schlaf*, gespickt mit besonderen Träumen und einzigartigen Momenten eines gemeinsamen Hand-in-Hand-Erwachens oder der Erinnerung daran, wie herrlich der Schlaf im kuschelwarmen Schlafsack unterm Sternenzelt war – und wie kurz auf einer Hochtourenhütte in den Westalpen. Schlafloser sind nur die mit ebenso schlaflosen Kindern auf dem Arm treppauf-treppab gewanderten Nächte, an die sich aber unmittelbar dieses ganz besondere Glück anschließen kann, das man nur beim Betrachten eines schlummernden Säuglings verspürt ...

Schlaf ist also nicht nur notwendig, er ist auch etwas Wunderschönes. Und scheint uns als kulturelle Zivilisationsgesellschaft immer mehr zu fliehen, wie mir der steigende Anteil schlafloser Patienten im Praxisalltag zeigt.

Der Schlüssel, um zurück in eine wohlige Schlafsituation zu kommen, ist das Verständnis des Schlafs als unabdingbarer Bestandteil unseres ganz individuellen Tag-Nacht-Rhythmus, seine Bedeutung für unser Leben und die naturheilkundliche Unterstützung, wenn diese Balance aus den Fugen geraten ist.

Dieses Buch soll Ihnen hierin ein Ratgeber und Begleiter sein, für Ihren guten Schlaf!

Astrid Süßmuth

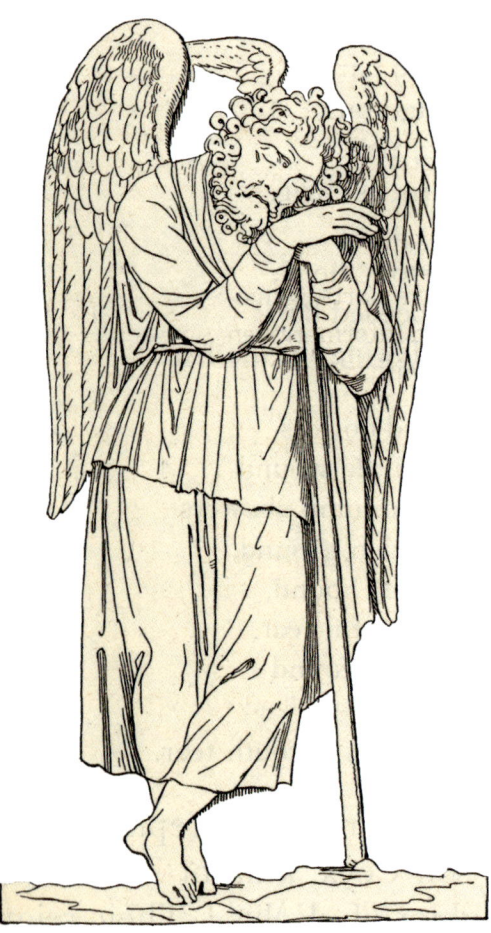

Mensch, Nacht und Schlaf

Nacht und Finsternis, so besagt das antike Weltmodell der beseelten Natur, zeugten miteinander in göttlicher Personifikation Schlaf und Träume, die Sternenwelt, das Himmelslicht – und den sanften Tod. So wie sich beim Einschlafen Seele und Geist aus ihrer körperlichen Verankerung lösen, zeigte sich der *Hypnos*, der Schlaf, damit den Menschen deutlich als kleiner Bruder des Todesgottes *Thanatos*. Mit diesem Bild ist auch dargestellt, dass das Verlassen des Wachbewusstseins kein willentlicher Vorgang ist, der vom Menschen direkt gesteuert werden könnte.

Jener rätselhafte Wesenszustand, in dem sich ein Mensch während des Schlafs befindet, hat die Menschen seit Jahrtausenden fasziniert, inspiriert und in seiner Unfassbarkeit geängstigt. Lange Zeit konnte er schließlich nur rein philosophisch erklärt werden.

Was ist also Schlaf? Eine Fragestellung, die von uns heute geisteswissenschaftlich wie auch organisch betrachtet werden muss. Insbesondere, weil der Schlaf trotz aller medizintechnischen Darstellungsmöglichkeiten, trotz bekannter organischer Funktionen und psychologischer Zusammenhänge in seiner Komplexität noch immer ungreifbar ist.

Der physiologische Schlaf

Rein körperlich und von außen betrachtet, ist *Schlaf* ein periodisch zwingend eintretender Zustand der Ruhe bei vermindertem Bewusstsein und herabgesetztem Muskeltonus. Dabei vollbringt das Gehirn außerhalb des Tagesbewusstseins in einer Art Wartungsmodus wahre Höchstleistungen in der Verarbeitung von Informationen und Steuerung von Stoffwechselprozessen. Ganz greifbar dient der Schlaf damit der körperlichen und geistigen Regeneration. Genauso aber wie das Herz als Organ viel mehr als nur eine beliebige mechanische Pumpe ist, geht die Funktion des Schlafs weit über primär greifbare Zusammenhänge hinaus.

Ausgehend von Impulsen durch Hirnstamm und Hypothalamus (Saper et al., 2005) gibt sich der Mensch in einem geordneten Ablauf unterschiedlicher Schlafphasen einer Welt hin, die ihm im Wachzustand nicht zugänglich ist und die in tiefste seelische Wesensräume hineinreicht. Jede einzelne dieser Phasen hat eine gesonderte Funktion innerhalb der etwa 90-minütigen Schlafzyklen, die während des Gesamtschlafs immer kürzer werden und sich mehrfach wiederholen müssen, um zu einer vollständigen Regeneration von Körper, Geist und Seele zu führen:

› Einschlafphase

Während der Einschlafphase erlischt allmählich der Impuls des Willens. Für kurze Momente kann sich ein traumartiger Zustand einstellen, in dem Bilder und Szenen erscheinen, die sich bereits von der Realität entfernt haben. Manchmal kommt es zu unwillkürlichen Zuckungen oder einem Gefühl des Verfließens innerhalb von Raum und Zeit, was auf die Loslösung des Bewusstseins aus der körperlichen Verankerung hinweist. Dies kann jedoch nur im Zustand einer angstfreien Bereitschaft geschehen, sich dem Hineinsinken in das nunmehr erwachende Seelenleben gelöst hinzugeben. Noch ist der

Muskeltonus hoch, unter den geschlossenen Augenlidern sind langsam rollende Augenbewegungen erkennbar. Die Einschlafphase kann von wenigen Sekunden bis zu 20 Minuten dauern.

› Leichtschlafphase

Während der auf das Einschlafen folgenden Leichtschlafphase nimmt die rein körperliche Aktivität mit sehr reduziertem Muskeltonus und nur noch vereinzelten Augenbewegungen zwar deutlich ab, dafür beginnt nun eine gesteigerte Gehirnaktivität. Es ist die wichtigste Zeit der geistigen Regeneration, vor allem wird jetzt tagsüber angeeignetes Wissen vom Kurzzeit- ins Langzeitgedächtnis umstrukturiert (Hoedlmoser, K. et al., 2008). Elektromagnetische Strahlung mit hohem Blaulichtanteil in der Stunde vor dem Einschlafen wie etwa durch Smartphone-Nutzung stört diesen Prozess des Lernens und der geistigen Regeneration erheblich (Loughran et al., 2005), der Schlaf ist jetzt durch Reize von außen besonders störanfällig. Die Leichtschlafphasen nehmen etwas mehr als die Hälfte unseres Gesamtschlafs ein und dauern jeweils 30 bis 60 Minuten.

› Tiefschlafphase

In der Tiefschlafphase schlafen wir in tiefster körperlicher Entspannung mit verlangsamter Atmung, abgesunkener Körpertemperatur und völlig ruhigen Augen tief und fest. Wecken ist nur schwer möglich, äußere Reize verursachen kaum eine Reaktion. Wir sind völlig in uns gekehrt in dem für uns körperlich erholsamsten Schlafstadium, das der Regeneration von Muskelgewebe und geschädigten Zellstrukturen sowie der Aktivierung des Immunsystems dient und währenddessen Haut, Haare und Knochen wachsen. Je größer die vorangegangene körperliche Belastung, umso länger die Tiefschlafphase. Ärger, Stress und Sorgen können – außer bei vollkommener physischer Erschöpfung – die Tiefschlafphase drastisch reduzieren.

Guter, erholsamer Schlaf hat einen Tiefschlafanteil von rund 20 %, was effektiv einer gesamten Tiefschlafdauer von 1,5 bis 2 Stunden entspricht.

› REM-Phase (Traumschlaf)

Wenn sich gegen Ende eines Schlafzyklus die Augen unter den geschlossenen Lidern zu bewegen beginnen (Rapid Eye Movement, REM), zeigt sich darin die wieder angestiegene Gehirnaktivität. Äußere Reize werden aktiv ausgeblendet, um den Prozess einer unbeeinflussten Verarbeitung von Erlebtem zu ermöglichen – dafür aber steigen Blutdruck und Herzfrequenz fast auf Wachniveau an. Träume sind als Botschaft des Unbewussten eine bildliche Umsetzung dieser Verarbeitungsprozesse von Emotionen für das Seelenleben, vor dem inneren Auge in klaren Bildern entstehen die Szenen der Alltags- und Albträume (ab Seite 160). Im Lauf des Nachtschlafs nehmen die zyklischen REM-Phasen deutlich an Länge zu, meist klingt der Schlaf mit einer REM-Phase zum Erwachen hin aus. Ist der Gesamtschlaf insgesamt zu kurz oder sind die Tiefschlafphasen aufgrund übermäßiger körperlicher Erschöpfung zu lang, kommt die seelische Regeneration zu kurz.

› Aufwachphase

Jeder Schlafzyklus wird durch einen Aufwachmoment beendet, auch wenn wir uns später an die bis zu 15 Sekunden dauernden nächtlichen WASO-Wachmomente (Wake After Sleep Onset – Ohayon, 2004) nicht mehr erinnern können. In der Aufwachphase am Ende der Gesamtschlafzeit kehrt schließlich das Bewusstsein in die körperliche Verankerung zurück, aus der es sich während der Einschlafphase gelöst hatte. Wie diese kann der umgekehrte Prozess in einem von unwillkürlichen Eingebungen begleiteten, traumartigen Zustand bis zu 20 Minuten andauern (Balkin et al., 2002). Sich den Herausforderungen des neuen Tages zu stellen, erfordert zumindest unterbewusst Mut, so dass vor allem unverarbeitete Emotionen und Erwartungsängste das wache Hineingehen in den neuen Tag belasten und zu einem schweren Aufwachen führen können. Zu den schönsten Begleiterscheinungen des Schlafs gehört der Moment des frischen, erholten Erwachens – der leider allzu häufig von Mattigkeit oder zerschlagener Erschöpfung verdrängt ist.

ÜBERSICHT ÜBER DIE SCHLAFPHASEN	
	Zuständig für
Einschlafphase	Lösung des Bewusstseins aus der körperlichen Verankerung
Leichtschlafphase	Geistige Regeneration
Tiefschlafphase	Körperliche Regeneration
REM-Phase	Seelische Regeneration
Aufwachphase	Rückkehr des Bewusstseins in die körperliche Verankerung

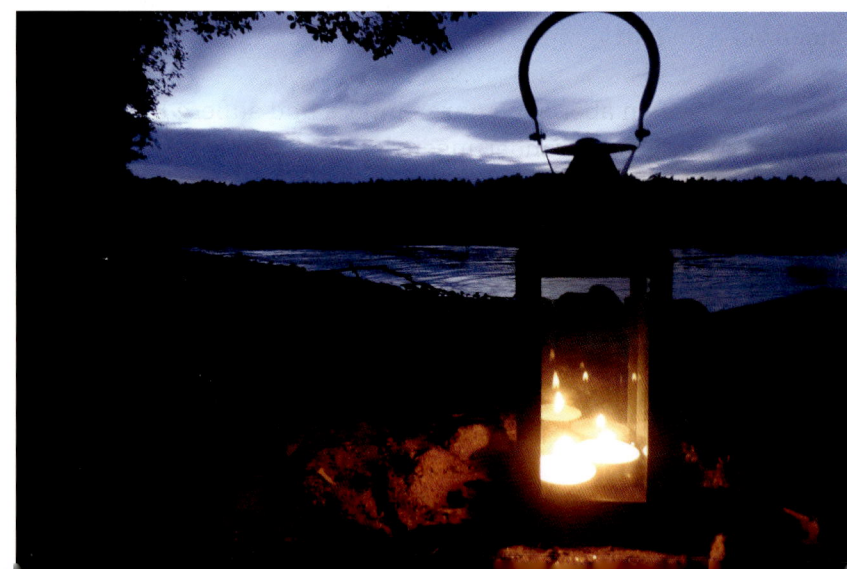

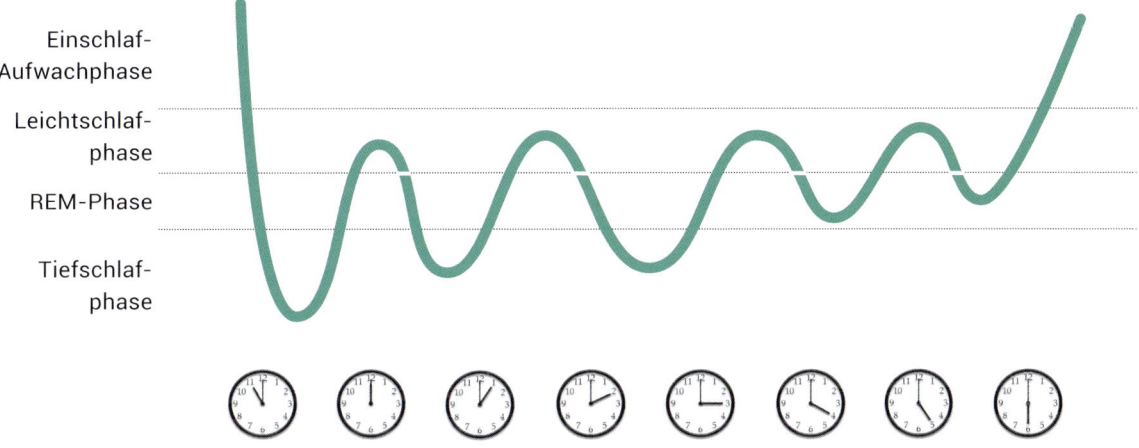

Was regelt den Schlaf – und was wird durch ihn geregelt?

Der gesamte Stoffwechsel von Lebewesen unterliegt einem zeitlich festgelegten Rhythmus, der beim Menschen mit leichtem Verschub als 24-Stunden-Taktung ausgebildet und dementsprechend als circadian „etwa tageslang" bezeichnet wird. Er steuert grundsätzlich unabhängig von Tagesablauf und Tageslichtrhythmus als innere Uhr durch entsprechende Hormonausschüttungen Maxima und Minima der Organfunktionen, körperliche Leistungsfähigkeit und auch den Schlaf. Im Lauf des Lebens unterliegt der circadiane Rhythmus leichten alterungsabhängigen Veränderungen, was sich am deutlichsten zeigt, wenn dereinst mit dem ersten Sonnenstrahl aus dem Bett gesprungene Kleinkinder zu Jugendlichen mutiert sind, die an Wochenenden vor dem Mittagessen unweckbar erscheinen. Störungen dieser inneren Uhr und daraus als sichtbares Zeichen resultierende Schlafstörungen können aber auch durch innere und äußere Einflüsse sowie aufgezwungene Veränderungen des Biorhythmus auftreten.

„Müde bin ich, geh zur Ruh", beschrieb die Dichterin Luise Hensel das ideale Szenario, um in den Schlaf zu finden. Müdigkeit ist ein physiologischer Zustand, der nach einer Phase körperlicher und/oder geistiger Verausgabung eindeutig anzeigt, wann es Zeit ist zu schlafen. Neben herabgesetzter Wahrnehmungs-, Konzentrations- und Leistungsfähigkeit sind auf körperlicher Ebene verkleinerte Pupillen mit plötzlichen Schwankungen im Pupillendurchmesser bei Reizung durch Außeneinflüsse (Mathôt, 2018), eine zunehmende Kälteempfindlichkeit sowie der charakteristische Drang zu gähnen bemerkbar.

Diese subjektive Wahrnehmung *Ich bin müde und brauche Erholung* wird organisch von der Ausschüttung einer wahren Armada von Hormonen und Neurotransmittern begleitet, durch die auch das Gähnen getriggert wird, das zu einer vermehrten Freisetzung von Adenosin führt (Zarrindast et al., 1995), das wiederum die Erregbarkeit von Nervenzellen hemmt und damit ermüdend und schlafauslösend wirkt.

Pharmakologische Substanzen wie Koffein und das in Teeblättern enthaltene Theophyllin können diese Wirkung für einen kurzen Zeitraum blockieren.

Dunkelheit wirkt fördernd auf diesen organischen Vorgang, da durch einen entsprechenden Impuls lichtempfindlicher Zellen in der Netzhaut des Auges von der Zirbeldrüse das Schlafhormon Melatonin gebildet wird. Mit zunehmendem Melatoninspiegel sinken Muskelspannung wie Körpertemperatur (bis zu einem halben Grad Celsius unter ihren Durchschnittswert!) und die Augen fallen ganz von selbst zu. Das letztendliche Einschlafen wird ebenso wie die Übergänge zwischen den einzelnen Schlafphasen vom Hormon Serotonin gesteuert. Im Vorfeld des morgendlichen Aufwachprozesses setzt ab etwa 3 Uhr morgens die vermehrte Produktion des stoffwechselanregenden Stresshormons Cortisol ein, was als *Cortisol-Aufwachreaktion* bezeichnet wird.

› Gedächtnisbildung und Lernen

Schon in der einleitenden Leichtschlafphase verändert sich der Glykogenhaushalt (Bellesi et al., 2018), Grundlage der Verknüpfungen von Nervenzellen zum Lernen und für die Gedächtnisbildung. Schlaf ist für die Erholung des Gehirns unersetzlich und fördert die Kreativität (Ritter et al., 2012). Und er lässt sich für eine Leistungsverbesserung auch nicht durch Ruhephasen ersetzen – Schlafmangel führt unweigerlich zu weitreichenden kognitiven Funktionseinschränkungen (Hudson / Van Dongen / Honn, 2020).

Einen besonderen Einfluss auf die Qualität der Gedächtnisbildung hat Rosenduft, der die Fähigkeit, am Tag zuvor Erlerntes im Gedächtnis zu verankern, signifikant steigert (Neumann/Oberhauser/Kornmeier, 2020) – einfach schon durch eine erste Rosendufteinheit beim Lernen.

› Wundheilung, Schönheitsschlaf und Wachstum

In der Tiefschlafphase steigt der Pegel des Regenerationshormons Somatotropin; es fördert die Wundheilung, regeneriert winzige Muskelverletzungen, stärkt die Knochenfestigkeit und erhöht generell die Leistungsfähigkeit (Zamiri, 2004). Schlafmangel stört nicht nur die Wundheilung selbst, im Zusammenhang mit der daraus entstehenden Kombination von verminderter Konzentration, schlechterer Bewegungsausführung und verzögerter Reaktionszeit erhöht er die Gefahr von Verletzungen beim Sport und das Schmerzempfinden.

Im Zusammenspiel mit Melatonin sorgt Somatotropin für ein straff-elastisches Hautbild und repariert beschädigte Hautzellen, die sich als Falten und Unebenheiten zeigen können. Ausreichend Schönheitsschlaf schützt also vor vorzeitiger Hautalterung (Tanri-Verdi et al, 2014). Übrigens wirken psychologischen Forschungsberichten nach ausgeschlafene Menschen wesentlich attraktiver als jene mit Schlafmangel (Axelsson et al., 2010).

Auch andere Wachstumshormone wie die Schilddrüsenhormone Trijodthyronin (T3) und Thyroxin (T4) haben in der Tiefschlafphase ihre höchste Konzentration (Copinschi / Turek / Van Cauter, 2010). Kinder wachsen also, wie oft vermutet, tatsächlich über Nacht.

› Immunsystem und Entgiftung

Grundsätzlich befähigt Schlaf die *T-Zellen* genannten Lymphozyten des Immunsystems, sich an infizierte Zellen anzuheften und damit Krankheitserreger zu beseitigen; bereits drei Stunden Schlafentzug reduzieren diese *Adhäsion* genannte Fähigkeit erheblich, Schlafmangel erhöht also das Erkältungsrisiko (Cohen et al., 2009). Während des Schlafs kommt es schließlich zu signifikanten Flüssigkeitsoszillationen der Lymphflüssigkeit, die dem Abtransport von Stoffwechselendprodukten wie Harnstoff, Harnsäure und Kohlendioxid dienen (Fultz, N.E. et al., 2019).

Sichtbar ist eine ausreichende Schlafdauer damit auch daran, morgens nach Regeneration der Bandscheiben durch die Zunahme an Gewebsflüssigkeit bis zu einen Zentimeter größer zu sein. 24 Stunden ohne Schlaf oder eine Woche mit nur vier oder fünf Stunden Schlaf pro Nacht zeigen eine vergleichbare Wirkung wie ein Blutalkoholspiegel von 1 Promille (Orzeł-Gryglewska, 2010).

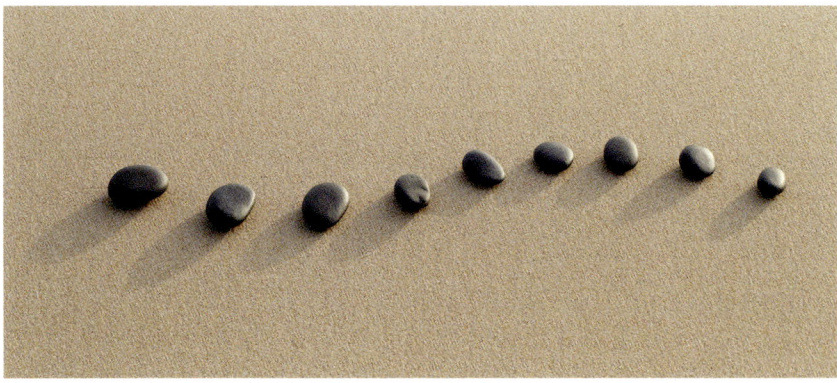

Heilschlaf

Das schon von der Großmutter propagierte *Gesundschlafen* ist der wichtigste organische Mechanismus zur Infektabwehr und Rekonvaleszenz. Unterstützt wird erholender Schlaf zu Beginn und während Infektionskrankheiten von

- **Absinthium / Resina laricis Weleda**, 2 x tägl. 8 Tr. und
- **Lymphomyosot Heel**, 2 x tägl. 3 Tab.

Nach überstandenen Infektionskrankheiten mit weniger Schlafbedürfnis sind abendliche Ganzkörper-Einreibungen mit **Solum Öl Wala** schlaffördernd und geben dem Körper seine angegriffene Wärmehülle zurück, um in Ruhe zum notwendigen Heilschlaf zu finden.

> Stressabbau

Sind Körper und Geist nach mehrfachem Wechsel durch die einzelnen Schlafphasen hindurch genügend erholt, beginnt die Aufwachphase, während derer in einer Vorlaufphase von etwa zwei Stunden die Ausschüttung des Stress- und Aufwachhormons Cortisol ansteigt. Wer gestresst ist, sollte besonders lange schlafen, bereits ein um eine Stunde längerer Schlaf verringerte in einer Studie die nach dem Aufwachen verbleibende Cortisolkonzentration um 21 % (Aubry et al., 2010) – Folgen von mangelnder Regeneration sind Stressfolgeerkrankungen wie das Burn-out-Syndrom.

Schlaf wird als chronobiologisch circadianer Rhythmus von einem Hormonkomplex, insbesondere durch eine vermehrte Ausschüttung des Einschlafhormons Melatonin am Abend und des Aufwachhormons Cortisol am Morgen, gesteuert.

Wie viel Schlaf braucht der Mensch?

Jeder Mensch braucht unterschiedlich viel Schlaf, wobei die benötigte Schlafzeit grundsätzlich an das Lebensalter gekoppelt ist. Während Neugeborene bis zu 17 Stunden verschlafen, benötigen Kindergartenkinder durchschnittlich nur noch 10–13, Grundschulkinder 9–11 und Teenager 8–10 Stunden Schlaf pro Tag. Im Erwachsenenalter liegt die empfohlene Schlafdauer zwischen 7 und 9 Stunden (Hirshkowitz, et al., 2015), wobei überlanger Schlaf körperlich belastender ist als eher etwas zu wenig.

Leider ist unsere tatsächliche Schlafdauer nur selten durch das individuelle Schlafbedürfnis bestimmt, sondern unterliegt einer Vielzahl von meist gesellschaftlichen Einflussfaktoren. So steht seit der Einführung elektrischer Beleuchtung genauso der Abend für Aktivitäten zur Verfügung – und auch derjenige, der Morgen für Morgen unsanft vom Wecker aus dem Tiefschlaf gerissen wird, geht nicht schon mit den Hühnern schlafen.

Wenig Schlaf zu brauchen gilt als chic, wer möchte schon eine Schlafmütze sein? Und für Jugendliche ist es ohnehin so etwas wie eine kleine Rebellion gegen das elterliche Establishment, abends möglichst lange aufzubleiben. Erheblichen Anteil an zu wenig Schlaf hat inzwischen der Trend zur *Always on*-Gesellschaft, die keinerlei Rücksicht auf natürliche Ruhe-Rhythmen nimmt, sondern ständige Erreichbarkeit und pausenlose Aktivität einfordert.

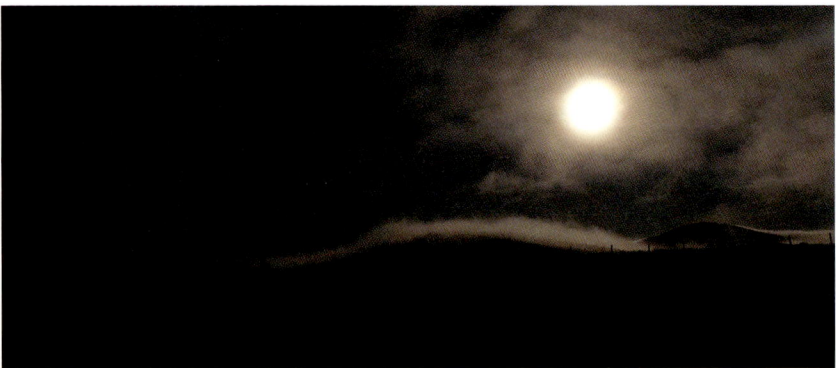

Wann ist der Schlaf gestört?

Es scheint, als schlafen wir immer weniger, immer kürzer und immer schlechter – rund ein Drittel aller Erwachsenen nur etwa 5 Stunden pro Nacht. Es scheint, als befände sich unsere Gesellschaft in einem Zustand kollektiver Übermüdung, in Studien gibt jeder zweite Befragte an, unter Schlafstörungen zu leiden (Techniker Krankenkasse, 2017). Schlafstörungen sind zur Volkskrankheit geworden. Dabei ist nicht gleich jedes nächtliche Erwachen eine behandlungsbedürftige Schlafstörung, sondern kann durchaus eine vorübergehende Phase sein – man denke an Tage und Nächte vor Abschlussprüfungen oder Abitur. Übermäßige morgendliche Müdigkeit und Bettschwere deuten dagegen immer auf einen unerquicklichen Schlaf mit gestörter Erholungswirkung und dadurch gegebenen Handlungsbedarf hin.

Schlaflosigkeit ist nicht gleich Schlaflosigkeit.

Eine Erkenntnis, die gerade sensiblen Naturen zu mehr Ruhe im Umgang mit kurzfristigen Schlafdefiziten verhilft. So ist Schlaflosigkeit wegen Schmetterlingen im Bauch sattsam bekannt und vielleicht sogar willkommen, schweißgebadetes Früherwachen am Morgen vor der Examensnotenverkündung vollkommen normal und auch eine schlaflose Hüttennacht vor großen Bergtouren nimmt jeder erfahrene Alpinist gelassen hin. Eine schlechte Nacht zu haben ist also keinerlei Anzeichen einer beginnenden Schlafstörung und genauso wenig eine eigenständige Erkrankung, sondern stets ein Symptom für die unterschiedlichsten körperlichen, seelischen und geistigen Belastungen.

Nach medizinischer Definition liegen **Schlafstörungen** (Dyssomnien) dann vor, wenn über einen Zeitraum von vier Wochen mindestens drei Mal pro Woche Beschwerden auftreten, die schlafabhängig sind und als beeinträchtigend empfunden werden. Unterschieden wird zwischen Einschlafstörungen, Durchschlafstörungen und Aufwachstörungen.

Einschlafstörungen liegen vor, wenn die Einschlafphasen länger als 30 Minuten andauern, **Durchschlafstörungen** zeigen sich durch ein mehr als 12-maliges Aufwachen während des Nachtschlafs und erschwertes Wiedereinschlafen. Vor allem Sorgen und Stress führen zu den wesentlich belastenderen Durchschlafstörungen (Blume et al., 2020), auch dann, wenn die effektive Schlafdauer eigentlich gar nicht gemindert ist.

Aufwachstörungen, die sich als Schlaftrunkenheit, Schlafwandeln, Albträume oder Nachtschreck (*Pavor nocturnus*) zeigen, treten eher seltener auf. Meist gehen sie mit Ein- und Durchschlafstörungen einher, können aber auch in Folge von Stress oder anderen psychischen Belastungssituationen erscheinen. Trotz ruhigen, problemlosen Aufwachens kommt es vor, das Bett wie durch einen inneren Zwang nicht verlassen zu können, eine scheinbare Unfähigkeit, dem neuen Tag gegenüberzutreten, was auf innere Konflikte hinweist. Einem *Morgengrauen*, dem neuen Tag ins Gesicht zu blicken. Chronische Morgenmüdigkeit hat dagegen zumeist einen ganz trivialen Hintergrund: Zu kurzer Schlaf, weil man zu häufig zu spät ins Bett geht.

Ein Extremfall unter den Schlafstörungen ist die äußerst selten auftretende völlige **Schlaflosigkeit** (Insomnie) und steht wie auch das übermäßige **Schlafbedürfnis** (Hypersomnie) stets in Zusammenhang mit einer schweren organischen Erkrankung.

Unterschieden wird entsprechend der WHO-Klassifikation zwischen primären und sekundären Schlafstörungen. Primäre Schlafstörungen entstehen aus dem Zusammenwirken erhöhter körperlicher Angespanntheit und erlerntem, den Schlaf verhinderndem Fehlverhalten. Grundlegend sind eine organische Prädisposition mit der Tendenz zu physiologischer Übererregung sowie emotional tiefgreifende Geschehen. Auch hormonelle Schwankungen als Auslöser von Schlafstörungen können in diesem Zusammenhang als primäre Dyssomnien bezeichnet werden, da die dahinter liegenden Gründe wie Schwangerschaft oder Menopause keine Krankheiten sind. Sekundäre Schlafstörungen als Begleiterscheinung einer internistischen, neurologischen, psychiatrischen oder anderen Grunderkrankung können ausschließlich durch die Heilung des zugrunde liegenden Krankheitszustands therapiert werden.

- **Einschlafstörungen** zeigen sich durch eine Einschlafphase von über 30 Minuten.
- **Durchschlafstörungen** zeigen sich durch ein mehr als 12-maliges Aufwachen während des Nachtschlafs oder die vollständige Unmöglichkeit des Wiedereinschlafens nach nächtlichem Erwachen.
- **Aufwachstörungen** können sich als Früherwachen oder erschwertes Erwachen zeigen.

Im Schlaf befindet sich das menschliche Bewusstsein auf einer anderen Ebene, die auch als Traum- oder Seelenebene bezeichnet wird. Das Einschlafen als Austritt aus dem Tagesbewusstsein entspricht damit philosophisch betrachtet einem Erwachen für das Seelenreich. Diese Loslösung von der physischen Ebene während des Einschlafens wird von vielen Menschen als ein Sinken oder Gleiten beschrieben, als würde die Seele in einen anderen Zustand hinübergehen. Starke Emotionen und Gefühle, die in das Seelenleben eingreifen, können diesen Ablösungsprozess deshalb zuverlässig verhindern. Grundbedingung für einen guten Schlaf ist die Möglichkeit, sich in einem geschützten Raum vom Tagesgeschehen und der Welt rundum abwenden zu können.

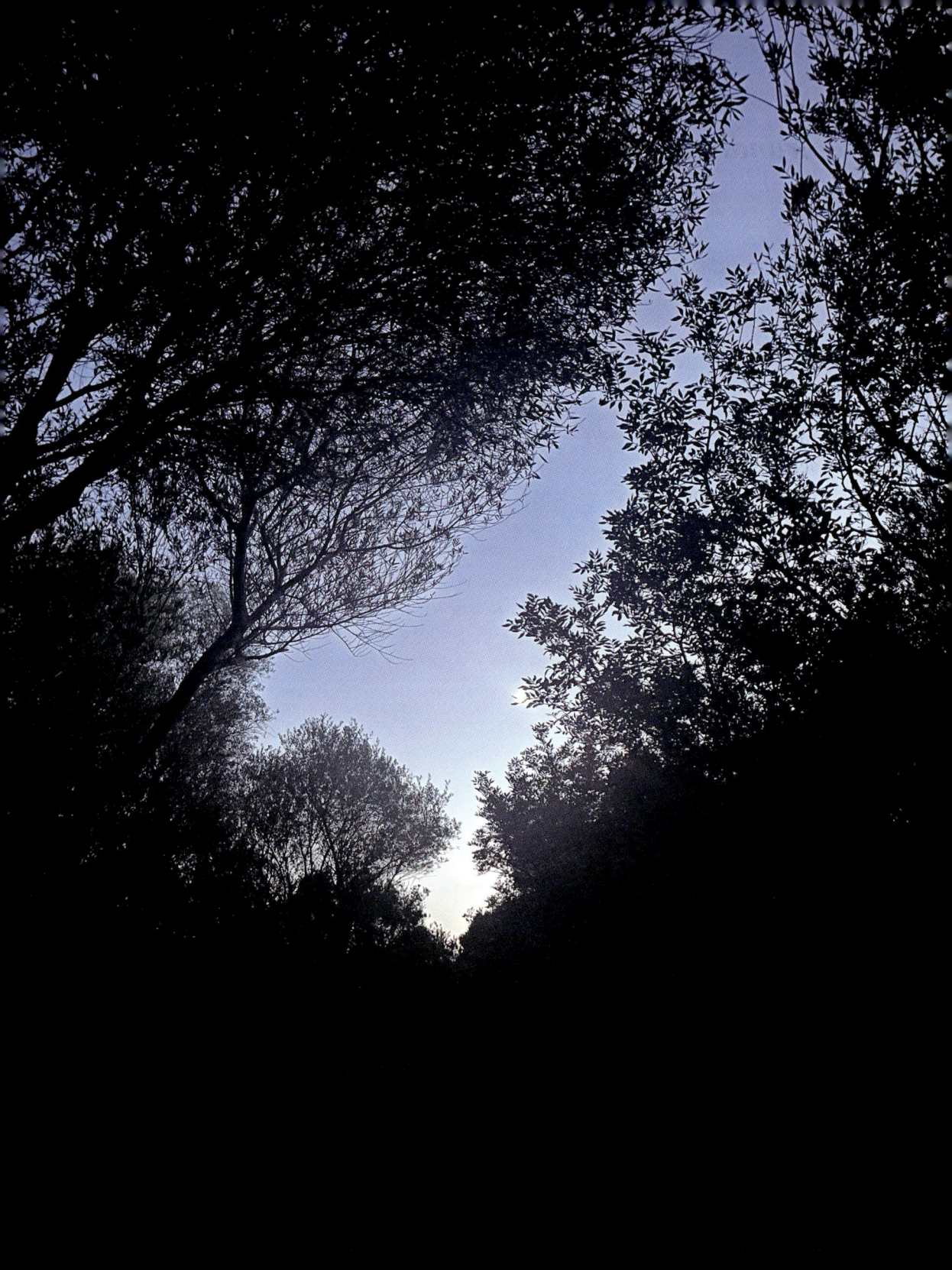

Grundlagen des guten Schlafs

Schlafstörungen sind keine eigenständig für sich kurierbare Krankheit, sondern vielmehr Symptom einer zugrunde liegenden Problematik – „etwas" ist nicht in Ordnung und verhindert das Zur-Ruhe-Kommen.

Wer nicht schlafen kann, weil im Halbstundentakt Güterzüge an seinem Schlafzimmerfenster vorbeidonnern, erkennt dies vermutlich schnell und wird sich umgehend bemühen, durch Ortswechsel zu einem erholsamen Nachtschlaf zu kommen. Andere Ursachen von Schlafstörungen sind wesentlich weniger offensichtlich, oft komplexer und entsprechend diffiziler erkenn- und behebbar.

Nebenwirkungsfreie Schlafhilfen wie beruhigende Meditationen oder entspannender Kräutertee erweisen sich leider bei den meisten anhaltenden Schlafstörungen als wenig wirksam und verstärken nur noch das verzweifelte Bemühen um Erholungsschlaf. In solch belastender Phase verlockt der Griff zu narkotisierenden Medikamenten, um dem quälenden Nichtschlaf zu entkommen. Diese können jedoch nur einen rein physischen Schlafzustand bewirken und führen nicht nur aufgrund verminderter Schlafqualität zu nachfolgender Müdigkeit und Abgeschlagenheit mit erheblicher psychischer Belastung aufgrund verminderten REM-Schlafs, sondern beinhalten auch noch ein erhebliches Suchtpotenzial. Und werden die Mittel abgesetzt, flieht der Schlaf auf ein Neues. An der schlafraubenden Situation aber hat sich nichts geändert.

Die langfristig erfolgreiche Behandlung von Schlafstörungen kann deshalb nie einfach das Verabreichen schlaffördernder Therapeutika sein, sondern ist eine ganzheitliche und individuelle Therapie gemäß der auslösenden Faktoren.

Schlaf und Ernährung

Du bist nicht nur tagsüber, was du isst.

Der bekannte Spruch bezieht sich genauso auf die Tages-, wie die Nachtschlafenszeit. Sowohl Ernährungsweise als auch einzelne Nahrungsmittel haben Einfluss auf den Schlaf – hinlänglich bekannt ist beispielsweise die aufputschende Wirkung von Koffein. Dementsprechend sollte man mindestens sechs Stunden vor dem Schlafengehen auf Kaffee genauso wie auf andere anregende Getränke wie Energy-Drinks oder Tee verzichten. Alkohol hat zwar grundsätzlich eine sedative Wirkung, führt aber zu leichtem Schlaf mit verkürzten REM-Phasen und häufigem nächtlichem Erwachen.

Um das Schlafhormon Melatonin zu bilden, benötigt der Organismus die essenzielle Aminosäure Tryptophan, die vom menschlichen Körper nicht gebildet und mit der Nahrung zugeführt werden muss. Milch enthält einen hohen Anteil an Tryptophan, vor allem Schafsmilch mit 84 mg / 100 ml im Vergleich zum ohnehin hohen Anteil von 49 mg / 100 ml in Kuhmilch (Kopf-Bolanz / Eugster, 2019), so dass die warme Milch als Hausmittel bei Einschlafstörungen unbedingt ihre Berechtigung hat. Bei Erwachsenen und Kindern über drei Jahre empfiehlt sich der bekannte Löffel Honig darin, da Honig die Bildung von Melatonin unterstützt. Leider nicht im Handel erhältlich ist im Dunkeln gemolkene Milch, die einen besonders hohen Gehalt an Melatonin und bei bester Verträglichkeit eine deutlich bessere Wirkung als synthetische Schlafmittel hat (Valtonen et al., 2005).

Tryptophanreiche Lebensmittel zum Abendessen erleichtern in Kombination mit Kohlenhydraten das Einschlafen und die Schlafqualität, da sie die Produktion von Insulin anregen, was wiederum die Aufnahme von Tryptophan ins Gehirn steigert. Bei Einschlafstörungen und langanhaltenden Folgen von Jet-Lag (siehe auch Seite 86) sollte die Ernährung kurmäßig entsprechend umgestellt werden. Proteinreiche Ernährung verbessert allgemein die Schlafqualität, wohingegen sich eine fettreiche, schwere Ernährungsweise bereits nach einem allzu opulenten Mahl deutlich negativ auf den nächsten Nachtschlaf auswirkt, genauso wie spätes Essen weniger als eine Stunde vor der Bettruhe. Vor allem die zur körperlich-seelischen Regeneration wichtigen Tiefschlafphasen werden durch den vorangegangenen Verzehr reich gesättigter Fettsäuren (tierische Fette wie Schmalz und Butter; Kokosfett) empfindlich gestört – der Organismus ist schlicht mit Verdauungsarbeit beschäftigt.

Mineralstoffe und Spurenelemente wie B-Vitamine, Magnesium und Zink verbessern allgemein die Schlafqualität; Vitamin B6 unterstützt dabei speziell die Bildung von Melatonin aus Tryptophan, Vitamin B6 lindert depressive Verstimmungen und damit nächtliche Sorgenattacken (siehe Seite 123). Auch erniedrigte Vitamin-D-Spiegel gehen mit Schlafstörungen einher.

Als Nahrungsergänzungsmittel sollten Spurenelemente ausschließlich bei einem im Blutbild nachgewiesenen Mangel zugeführt werden, vitaminreiche Nahrungsmittel sind dagegen vorbehaltlos empfehlenswert.

Ein richtiger Allrounder unter den schlaffördernden Nahrungsmitteln ist die **Edelkastanie** (*Castanea sativa*), die bei regelmäßigem abendlichem Verzehr von 3 Kastanien zu Entspannung, leichterem Einschlafen und einer erheblich verbesserten Schlafqualität führt. Besonders bei Schlafstörungen nach langen Krankheitsphasen zeigt sich die positive Wirkung der hohen Mineralstoffkombination der Nuss.

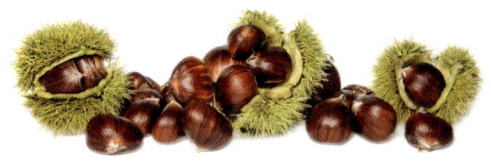

ÜBERSICHT

Melatoninhaltige Nahrungsmittel	Kuh-, Ziegen- und Schafmilch
	Sauerkirschen
	Cranberries
	Pistazien
	Honig
Nahrungsmittel mit einem besonders hohen Gehalt an Tryptophan	Haferflocken
	Schaf- und Kuhmilch
	Walnüsse
	Kürbiskerne
	Datteln
	Kakaopulver, ungesüßt
	Puten- und Hähnchenfleisch
	Lachs
Nahrungsmittel mit einem besonders hohen Gehalt an Vitamin B6	Hühnerfleisch
	Vollkornprodukte
	Feldsalat
	Avocados
	Bananen
Nahrungsmittel mit einem besonders hohen Gehalt an Vitamin B12	Austern
	Forellen
	Camembert
	Lammleber

Im Umkehrmodell wirkt sich zu wenig Schlaf auch auf die Ernährung aus: Chronische Schlafstörungen führen fast zwangsläufig zu ungesünderer Ernährung mit Adipositas und Diabetes als Folgeerkrankungen (Morselli et al., 2010).

Eine Schlafumgebung zum Wohlfühlen

Die Gestaltung der Schlafumgebung unterliegt nicht nur einem historischen Wandel, sondern auch einem gesellschaftlich-kulturellen Einfluss. Bedingt durch die naturnahe Lebensweise indigener Ethnien ist deren Schlafkultur deutlich verschieden zu unserer westlichen. Geschlafen wird zumeist in sozialen Gruppen, oft nomadenhaft an unterschiedlichen Orten und zu variablen Zeiten (Worthman/Melby, 2002). Eigene Schlafzimmer sind grundsätzlich unbekannt, ebensowenig wie Schlafstörungen. Tatsächlich scheint die Notwendigkeit eines privaten Rückzugsortes erst mit der Industrialisierung und dem damit verbundenen Phänomen der Massenkultur (Makropoulus, 2008) entstanden zu sein.

Die Verstädterung der Menschheit, die gestiegenen Anforderungen an die menschliche Leistungsfähigkeit durch immer schnelleren technischen Fortschritt und die zunehmende Reizüberflutung erfordern auf der anderen Seite immer mehr Ruhe und Privatheit zur Regeneration. Studien untermauern die hierin gipfelnde, bereits oft subjektiv erworbene Erkenntnis, dass der Schlaf in unserer modernen, westlichen Zivilisationsgesellschaft in gewohnter Schlafumgebung am besten ist (Rebelo-Pintoa et al., 2014), im Regelfall also im eigenen Schlafzimmer. Einem Ort, der optimalerweise der Tagesroutine entnommen, für die individuellen Bedürfnisse von Ruhe, Schlaf und Erholung konzipiert und entsprechend gestaltet werden kann.

Idealerweise schenkt ein Schlafzimmer Ruhe, Geborgenheit und die Möglichkeit zur tiefen Entspannung. Jeglicher Alltag mit seinen großen und kleinen Problemen sollte von diesem geschützten Ort ferngehalten werden – was meist aufgrund der Anforderung, unterschiedlichste Wohn-, Lebens- und Arbeitsbereiche in einer vorgegebenen Wohnsituation zusammen unterzubringen, schwerfällt.

Als Ideengeber zur Planung eines entspannenden privaten Rückzugs-orts eignen sich Gestaltungsrichtlinien entsprechend der fernöstli-chen Harmonielehre Feng-Shui, wobei die hierfür als Normalfall an-genommenen Grundrisse von Wohnungen nicht dem europäischen Standard entsprechen und auch die endgültige Ausgestaltung von Räumen durch deren philosophischen Hintergrund von Taoismus und Buddhismus in unseren Kulturkreis meist als nicht besonders heimelig empfunden wird. Grundsätzliche Überlegungen sind auf jeden Fall interkulturell anwendbar und führen, um psychologische Erfahrungswerte und die Erkenntnisse aus Schlafstudien ergänzt, zu einer ausgewogenen und auf die persönlichen Bedürfnisse zuge-schnittenen Schlafumgebung.

Entscheidend ist bereits die Lage des Schlafzimmers, möglichst auf der von der Straße abgewandten Seite im rückwärtigen Teil des Wohngebäudes. Optimal ist eine Ausrichtung zum Garten hin auf der nördlichen Gebäudeseite, wobei Morgenmenschen auch eine ost-seitige Lage sehr schätzen, um in den Genuss der ersten Morgenson-ne zu kommen.

Unbedingt jedoch sollte eine deutliche Distanz zu aktiven Lebens-bereichen gewahrt sein, was durch eine klare räumliche Trennung wie auch durch eine sinnbildliche Schutzhülle für den unmittelbaren Bettbereich erreicht werden kann.

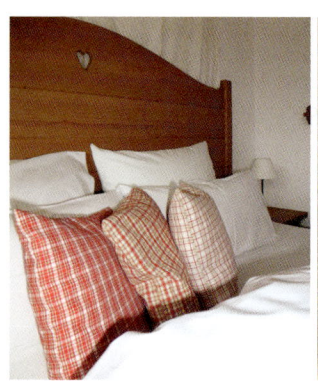 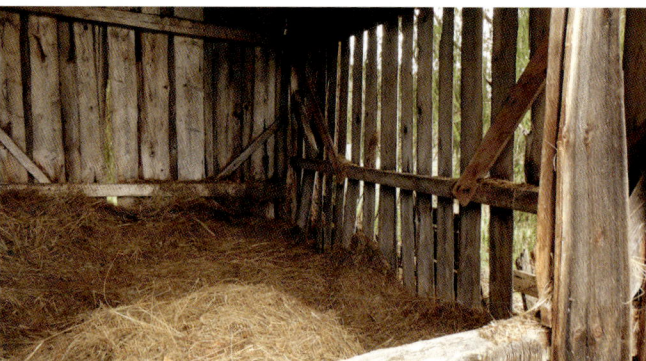

> Schlafzimmerfarben

Vor allem Farben prägen die Atmosphäre eines Raumes und wirken sich damit erheblich auf Gemüt und Befinden aus. Erstaunlicherweise reagieren wir auf Farben auch mit geschlossenen Augen und sogar im Schlaf (Idzikowski, 2013): Während in einem blau gestalteten Schlafzimmer die nächtliche Durchschnittsschlafdauer bei rund acht Stunden liegt, ist sie in einer roten oder grauen Umgebung bis zu 2 Stunden erniedrigt. Begründet ist dies durch eine gleichzeitig psychologisch-seelische (Spence, 2015) und deutlich organische (Knez, 2001) Wirkung von Farben aufgrund ihrer spezifischen elektromagnetischen Wellenlänge auf das Zentrale Nervensystem.

Grundsätzlich führen grelle, kräftige Farbtöne zu einer Aktivierung, schwere dunkle Farben wirken bedrückend, wohingegen gedeckte Farbtöne und Pastellnuancen Ruhe und Geborgenheit vermitteln. Die meisten Schlafzimmer sind in neutralem Weiß gestrichen, was ruhig und sauber, aber auch unpersönlich wirken kann. Bunte Akzente können hier Abhilfe schaffen.

Blau gehaltene Schlafzimmer wirken entspannend und beruhigend, sind jedoch eher an Stille als an Leidenschaft orientiert. Wer sich schwer damit tut, von der Tagesroutine abschalten zu können, findet in einem blauen Schlafzimmer schneller in den Schlaf.

Grüntöne vermitteln Geborgenheit und sind besonders für gestresste, einsame oder fern von ihrer Heimat lebende Menschen empfehlenswert. Besonders geeignet sind lindgrüne Farbnuancen, um die direkte Bettumgebung sensorisch aus einem kombinierten Wohn- und Schlafraum zu entnehmen. Da die Farbe Grün die Lärmempfindlichkeit mindert, sollten straßenseitig gelegene Schlafzimmer unbedingt in dieser Farbe gestrichen werden.

Behaglich **warmes Gelb** verbessert das allgemeine Wohlbefinden, sollte jedoch wegen seiner anregenden Wirkung im Schlafzimmer nicht zu kräftig eingesetzt werden. Wer sich morgens eher aus Gemütlichkeit denn aus Unausgeschlafenheit stets schwer damit tut aufzustehen, dem fällt es in einem sonnengelben Schlafzimmer wesentlich leichter.

Edle **Lila- und Violetttöne** können Räumen eine meditative Atmosphäre der Ruhe verleihen, gleichzeitig fördern sie die Kreativität, so dass man mehr träumt und in der Einschlafphase sehr offen für spirituelle Wahrnehmungen ist. Kindern können violette Räume Angst machen.

In **rosa Schlafzimmern** schläft es sich besonders tief und gut – wenn einem das Rosa nicht zu mädchenhaft ist. Die Farbe verhilft zu innerer Ruhe und Gelassenheit, bereits als wohlakzentuierter Farbtupfer.

Die energiegeladene **Alarmfarbe Rot** ist als Schlafzimmerfarbe wirklich nur geeignet, um den Raum mit einer anregend-speziellen Note zu versehen.

Neben dem Farbton ist auch die *Zusammensetzung* der Wandfarbe relevant, Kalk- und lehmbasierte Farben sind gegenüber (leider wesentlich) günstigeren Dispersionsfarben mit Zusätzen von Formaldehyden oder Isothiazolinonen klar zu bevorzugen.

› Einrichtung und Gestaltung des Schlafzimmers

Klar: Das zusammengeklappte Bügelbrett hinter dem Kopfende am Bett vermittelt nur wenig Erotik und der Stapel Aktenordner unter der Nachttischlampe führt zu wenig Distanzierung vom Tagesgeschäft.

Deutlich der Alltagshektik entnommen, aber keinesfalls auf eine Funktionalität als reine Schlafstation reduziert, sollte im Schlafzimmer eine wohlige Atmosphäre all dessen herrschen, was man sich für diesen Ort wünscht: der Möglichkeit zum wohligen Kuscheln ebenso wie für erotische Fantasien, von behaglicher Geborgenheit wie auch entspannender Klarheit. Es sollte ebenso ein Raum für zärtliche Begegnungen wie für einen regenerativen Rückzug sein.

Nüchterne Leere ist genauso wenig geeignet, um solch eine vielschichtige **Wohlfühlatmosphäre** zu kreieren, wie Chaos und Unordnung in jeder Form.

Gegenstände, die mit (Haushalts-) Arbeit verbunden sind, sind besser in einem anderen Raum aufgehoben oder sollten sich außerhalb der unmittelbaren Bettumgebung befinden. Wäschekörbe, offene Kleiderstangen und sogar offenstehende Schranktüren bringen Unruhe in den Raum, wohingegen umlaufende Einbauschränke oder als Raumteiler eng ans Bett gerückte Möbel erdrückend wirken.

Einrichtungsgegenstände aus Metall wirken kalt und unpersönlich, dunkles Massivholz sehr schwer. Zu bevorzugen sind Möbel aus hellem Holz mit einer harmonisch-abgerundeten Kontur. Wirkt das Schlafzimmer insgesamt zu abweisend und kühl, kann etwa ein kleiner Tisch mit zwei Cocktailsesseln oder ein Diwan mit plüschigen Kissen zu einer sinnlicheren Atmosphäre verhelfen.

Das *schwierigste* Möbelstück im Schlafzimmer ist sicherlich der **Schreibtisch**. Wie bereits ausgeführt, ist es absolut wichtig, Tagesgeschehen und Alltagshektik aus dem Schlafbereich herauszuhalten, die Frage ist nur: Gibt es überhaupt eine Alternative dazu, den Schreibtisch für das neu geschaffene Homeoffice ins Schlafzimmer zu stellen?

Wenn nach Ende der täglichen Arbeitszeit ein blickdichter **Paravent** vor dem Schreibtisch aufgestellt wird, ist dies nicht nur ein Ritual, um bewusst die Arbeitszeit zu beenden, sondern trennt die Tages- von der Nachtnutzung des Raums. Ein **luftiger Betthimmel** aus leichten Tüchern schafft unter Vermeidung ausladender Raumteiler eine leichte, aber durchaus wahrnehmbare Schutzhülle.

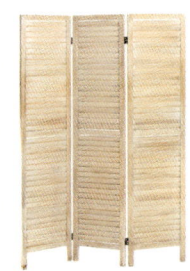

Als besonderer gestalterischer Kniff können mehrere **Spiegel** durch gegenseitige Reflexion einen Raum visuell in verschiedene Bereiche unterteilen, denn sie reflektieren nicht nur optisch sichtbares Licht, sondern auch die nicht sichtbare Energie in Form von lichtfarbenspezifischen Wellen. Bei großen Spiegeln, in denen sich das Bett mitsamt Schläfer(n) komplett spiegelt, führt dies allerdings oft zu einem unruhigen Schlaf. Seitlich angebrachte Spiegel sind dagegen kein Problem.

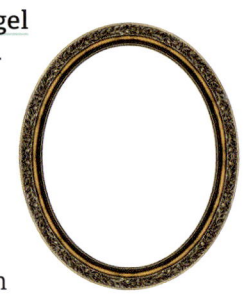

Wichtigstes Dekorationselement in Schlafzimmern sind **Bilder**. Für Schlafzimmer sind vor allem Motive geeignet, die Ruhe und Harmonie vermitteln, wie etwa Landschaftsbilder mit Wald- oder Strandmotiven. Aufregende hochalpine Szenen, Darstellungen von verlassenen Industriegebäuden oder hektische Großstadtszenen sind generell nicht geeignet.

Blütenpflanzen schenken eine besonders schöne Stimmung, wobei es durchaus auf die dargestellte Blume ankommt!

· Rosenbilder befördern eine positive Aura von Liebe und Sinnlichkeit.
· Orchideen symbolisieren ziemlich körperliche Erotik.
· Die Darstellung einer Gänseblümchenwiese kann traurigen und verlassenen Menschen zu ruhigem Schlaf verhelfen; Kinder schlafen damit oft besonders fest und gut.
· Von Pfingstrosenbildern heißt es im Feng-Shui, dass sie über dem Bett aufgehängt zur Untreue anregen würden!

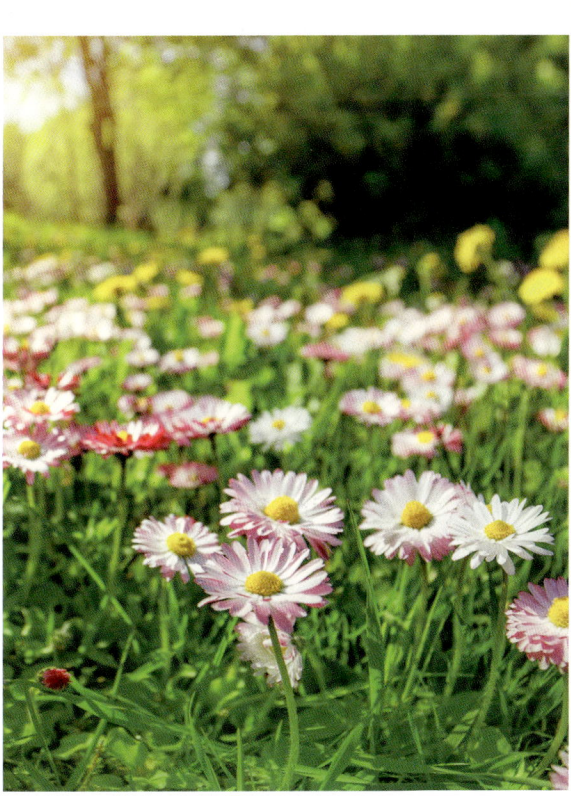
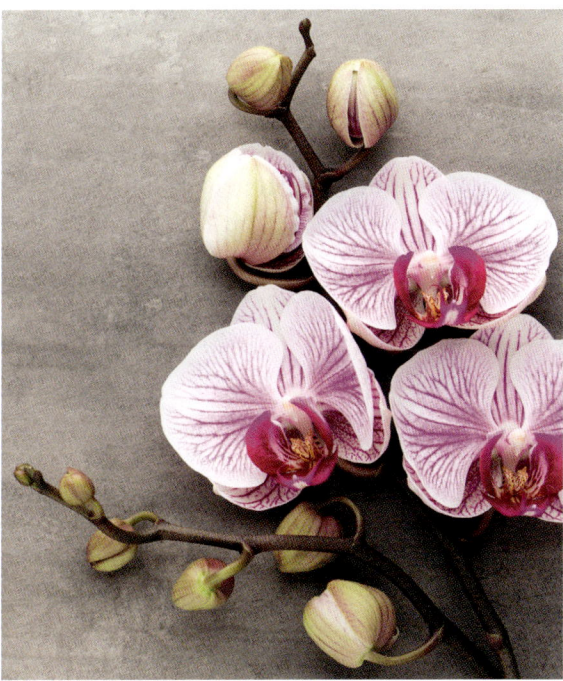

Auch wenn **Familienbilder** als Fotowand gestaltet grundsätzlich eine positive Ausstrahlung haben, hebt sich durch deren emotionale Wirkung der Energielevel so an, dass das Abschalten schwieriger werden kann. Zudem fühlt man sich unterbewusst von den abgebildeten Personen beobachtet. Zeitgenössische Kunst ist durch ihre oft abstrakte Gestaltung mit kraftvoll bis zerstörerisch anmutender Ausstrahlung für das Schlafzimmer eher nicht geeignet, da sich die Stimmung auf den Schläfer überträgt.

Die **Positionierung** von Schlafzimmerbildern erfordert Bedacht, direkt über dem Bett hängende Bilder werden vom Gehirn in die Verarbeitung des Tagesgeschehens miteinbezogen und führen langfristig zu einer entsprechenden Prägung der Psyche. In diesem Kontext passt die im frühen 20. Jahrhundert verbreitete Kuriosität des Schlafzimmerbildes im Handtuchformat. Diese Öldrucke im überlangen Breitformat wurden über dem Kopfende von Ehebetten angebracht und zeichneten sich vor allem durch sentimentale Schutzengel- oder kitschigste Jesusdarstellungen aus. Nicht nur wegen der opulenten Größe, auch wegen ihres Motivs sind diese Bilder trotz eines mittlerweile erworbenen gewissen Kultstatus wenig geeignet, eine sinnliche Wohlfühlatmosphäre zu schaffen.

Religiöse Darstellungen und **Dekorationselemente** sind eher dann für das Schlafzimmer geeignet, wenn das Leben auf reine Askese ausgerichtet sein soll. Zu stark sind Kreuze, Buddhas oder Gebetsfahnen mit oft schweren Emotionen oder Erinnerungen beladen und blockieren Entspannung wie Hingabe. Vor allem über dem Kopfende angebrachte Kruzifixe verwandeln Schlafzimmer in Räume ehelicher Pflichterfüllung jenseits jeder Liebesenergie.

Nicht zu vernachlässigen für eine harmonische Schlafzimmergestaltung ist das **Beleuchtungskonzept**. Grundsätzlich sollte das Licht klar und weich sein, Neonröhren sind vollkommen ungeeignet. Durch indirekte Beleuchtung entsteht eine stimmungsvolle Atmosphäre, nicht vergessen werden sollte auch eine Leselampe, um nach der Bettlektüre nicht noch zum Lichtschalter springen zu müssen.

Schönstes Gestaltungselement aller Wohnräume sind natürlich **Pflanzen**, die zudem die Luftqualität erheblich verbessern. Bogenhanf (*Sansevieria var.*) filtert die Luft nicht nur von Benzol und Formaldehyd, sondern auch von Tabak, das Einblatt (*Spathiphyllum wallisii*) zusätzlich vom Weichmacher Trichlorethylen und die Grünlilie (*Chlorophytum comosum*) von Xylol (Schneider, 2013), was gerade bei Wohnlagen in verkehrsstarken Umgebungen die Wohnraumluft deutlich verbessern kann.

Allerdings verbrauchen Pflanzen nachts normalerweise Sauerstoff und strömen Kohlendioxid aus, was den guten Schlaf wieder behindert.

Sukkulente Pflanzen verschiedener Pflanzenfamilien mit ihren saftig-fleischigen Blättern unter einer dicken Blattoberfläche betreiben einen sogenannten CAM-Stoffwechsel (*Crassulacean Acid Metabolism*), der bewirkt, dass die Pflanzen nachts Kohlendioxid aufnehmen und Sauerstoff abgeben.

Empfehlenswerte sukkulente Pflanzen für das Schlafzimmer sind
· Flammendes Käthchen (*Kalanchoe blossfeldiana*)
· Echte Aloe (*Aloe vera*)
· Rosettenbäumchen (*Aeonium sedifolium*)
· Mondstein (*Pachyphytum oviferum*)

› Wie man sich bettet, so schläft man.

… eine Weisheit, die bereits bei Auswahl und Standort des Bettes beginnt.

Auch wenn es nicht möglich ist, den Arbeitsplatz gänzlich von der Schlafumgebung zu trennen, muss es tabu sein, im Bett zu arbeiten. Ohne jede Ausnahme ist das Bett ein Rückzugsort für Muse- und Ruhestunden.

Optimalerweise ist das Bett so ausgerichtet, dass man von dort zur Tür blicken kann, was ein Gefühl von Sicherheit gibt, das für einen entspannten Schlaf unabdingbar ist. Die Füße sollten nicht direkt auf die Türe zeigen, denn Verstorbene werden mit den Füßen voran hinausgetragen, so dass diese Schlafposition als schlechtes Omen gilt.

Ist das Bett direkt zwischen Türe und Fenster positioniert, erhöht das die Wahrscheinlichkeit von Schlafstörungen, alles ist auf Durchzug. Ebenso unangenehm ist es, in einem völlig frei im Raum stehenden Bett wie auf einem Präsentierteller zu liegen, wesentlich besser schläft es sich mit dem Kopfende an einer festen Wand. In welche Himmelsrichtung nun das Kopfende weist, ist mehr von persönlichen Vorlieben und der räumlichen Notwendigkeit bestimmt, als von entsprechenden Erfahrungswerten, wenn auch manche Menschen auf eine Nord-Ausrichtung schwören.

Der Blick aus dem Bett heraus sollte nicht unmittelbar begrenzt sein, dies schafft ein einengendes Gefühl und kann zu Atmungsschwierigkeiten führen. Auch direkt über dem Bett verlaufende Deckenbalken wirken erdrückend und bedrohlich, besser das Bett um einen halben Meter verrücken.

Die Beschaffenheit des Bettgestells ist Geschmackssache und eine Frage des zur Verfügung stehenden Raums. Am verbreitetsten sind Holz- oder Metallbetten mit Lattenrost, Polsterbetten und Wasserbetten.

Wasserbetten müssen dauerhaft beheizt werden, was nicht nur aus ökologischen Gründen abzulehnen ist, sondern auch wegen der dadurch entstehenden organischen Belastung durch ein erhebliches elektromagnetisches Feld.

Bei **Polsterbetten** ist die Matratze fester Bestandteil des Bettes und kann weder gelüftet noch erneuert werden, so dass diese Bettart aus hygienischen Gründen für den Dauergebrauch ebenso ausscheidet.

Bei **Betten mit Lattenrost** ist Holz das zu bevorzugende Material, da Metallbetten elektromagnetische Felder verstärken und wie eine Parabolantenne in ihrem Zentrum – also dem Ort, an dem man schläft – bündeln.

Vollkommen zu Recht haben in den vergangenen Jahren **Zirbenbetten** einen regelrechten Boom erfahren, da in ihnen der Schlaf besonders tief und regenerierend ist (Grote, V. et al., 2021). Ein Nachteil von Zirbenholz ist der leider recht hohe Preis.

Eine preiswertere Alternative wäre etwa die Aufrüstung eines Buchenholzbettes mit einem Lattenrost aus Zirbenholz. Bettgestelle aus der heimischen Rotbuche wirken neutral auf den Schläfer, während massive Eichenbetten bedrückend schwer wirken und melancholische Stimmungen vertiefen können.

Helle Betten aus **Birkenholz** begünstigen einen erfrischenden Schlaf, man fühlt sich in dem weichen Holz sehr geborgen und der Überlieferung nach soll es besonders für Ehebetten geeignet sein, wenn Nachwuchs geplant ist. Auch **Kirschholz** ist geeignet für Ehebetten und soll dazu für jede Menge Spaß darin sorgen.

Befindet sich das Schlafzimmer im Bereich von Wasseradern oder anderen geopathischen Zonen, empfiehlt sich der Kauf eines Bettes aus **Erlenholz**, da dieses Holz zu einem gewissen Grad elektromagnetische Strahlung und Wasseradern abschirmen kann (Thoma/Moser, 2020).

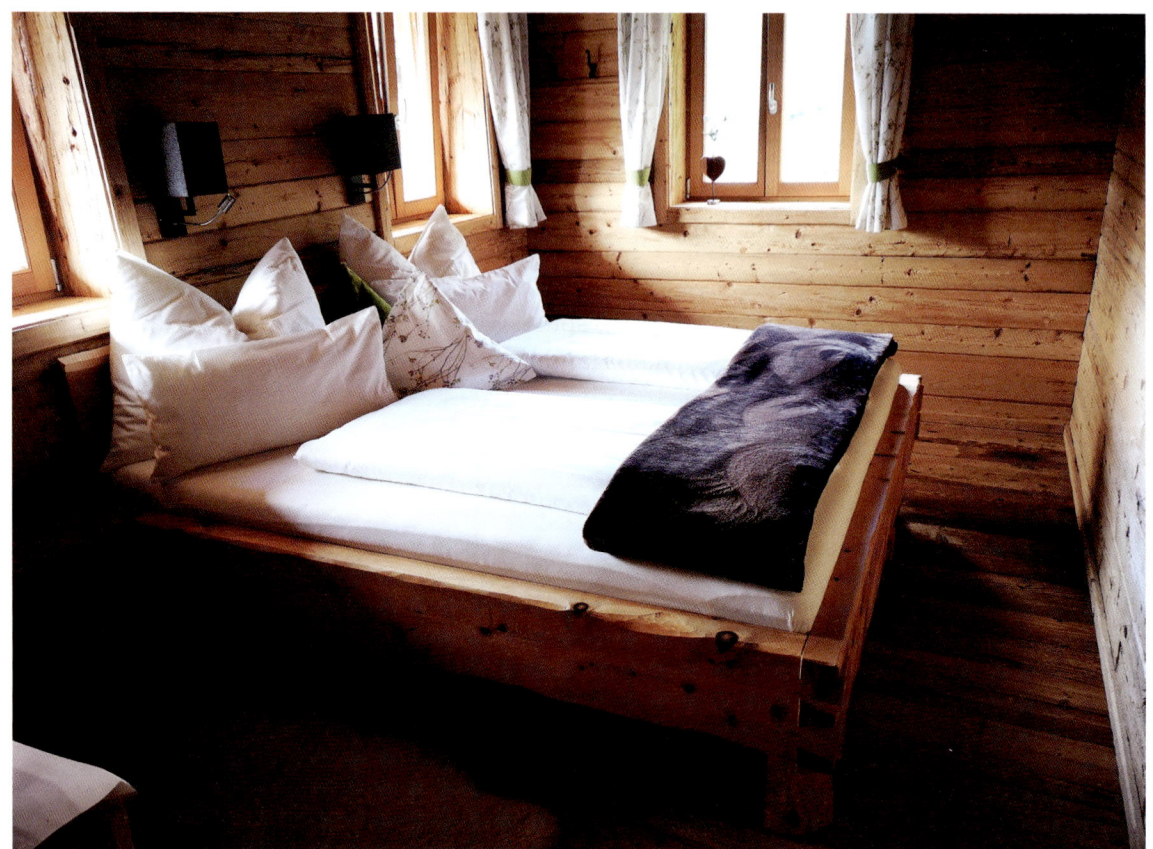

Ob Doppel- oder Einzelbett, die Konstruktion sollte über ein festes Kopfteil verfügen, um Geborgenheit für einen entspannten Schlaf zu vermitteln; zudem stärkt der Schlaf in einem Bett mit festem Kopfteil entsprechend der Feng-Shui-Lehre das Selbstvertrauen, da es durch diesen greifbaren Rückhalt leichter fällt, im Schlaf Entscheidungen zu treffen.

Gerade in kleinen Wohnungen sind Betten mit integrierten Schubladen praktisch – man muss aber auf den Inhalt achten: auf Steuerbescheiden oder ärgerlichen Erinnerungsstücken schläft es sich ganz einfach schlecht.

Die verbreitete Meinung, **harte Matratzen** seien für Schlaf und Rückengesundheit besonders förderlich, wurde inzwischen vollkommen widerlegt (Kovacs et al., 2003), die ideale Schlafunterlage ist weder zu weich noch zu hart. Bei einer zu **weichen Matratze** hängt der Rücken durch, so dass man einen unangenehmen Druck im Bereich von Schultern und Hüfte verspürt. Wenn man auf der Seite liegend ohne Probleme eine flache Hand zwischen Matratze und Taille durchschieben kann, ist die Matratze zu hart.

Gute Matratzen regulieren die Feuchtigkeit, was bedeutsam ist, da wir pro Nacht etwa einen halben Liter Wasser als Schweiß verlieren. Regelmäßiges Lüften beugt in diesem Zusammenhang einer möglichen Schimmelbildung vor, die ursächlich für Schlafprobleme und andere körperliche Beschwerden wie Asthma, Hautausschläge oder Allergien sein kann.

Bei der Auswahl der **Bettwäsche** gelten grundsätzlich die gleichen Überlegungen zur Farbauswahl wie bei der Gestaltung der übrigen Schlafumgebung, wobei sie nach Lust und Laune gewechselt werden kann – grundsätzlich ein Mal pro Woche.

Wilde Muster machen wild und können das Zur-Ruhe-Kommen schmerzlich behindern. Wie die Matratze muss auch Bettwäsche genügend Feuchtigkeit aufnehmen können, bei Kunstfasern ist das häufig nur bedingt möglich.

Wiederum leider teuer, aber die bestmögliche Wahl für tiefen und erholsamen Schlaf, sind Bettbezüge aus reinem **Leinen** (Chanda et al., 2020), denn Leinen absorbiert drei Mal so viel Wasser wie gewöhnliche Baumwolle. Gerade Allergiker und Kinder mit Neurodermitis schlafen in Leinenwäsche besonders gut.

Seidenbettwäsche wirkt zwar sehr edel, da sie aber extrem zum Rutschen neigt, kann dadurch der Schlaf empfindlich gestört werden.

Für die **Bettdecken** sind gute Daunenfüllungen die erste Wahl, hier ist unabdingbar auf eine Öko- und Tierwohl-Zertifizierung zu achten. Wie Matratzen unterliegen auch Bettdecken einer schleichenden Alterung. Mehrfaches nächtliches Erwachen mit Kältegefühl ist ein deutlicher Hinweis darauf, dass die Bettdecke nicht mehr genügend wärmt und ausgetauscht werden muss.

Bekanntermaßen trug Marylin Monroe nachts lediglich *einen Hauch von Chanel N° 5* und steht damit (bis auf den Duft) in bester Nachfolge zu den mittelalterlichen Schlafgewohnheiten. Ein direkter Zusammenhang zwischen Schlafbekleidung und Schlafqualität konnte bislang nicht nachgewiesen werden, nur dass **Sockenträger** nach einer Studie wesentlich schneller einschlafen als „Barfüßler" (Raymann et al., 2007). Wer zu Fußpilz neigt, sollte auf das Sockenschlafen besser verzichten.

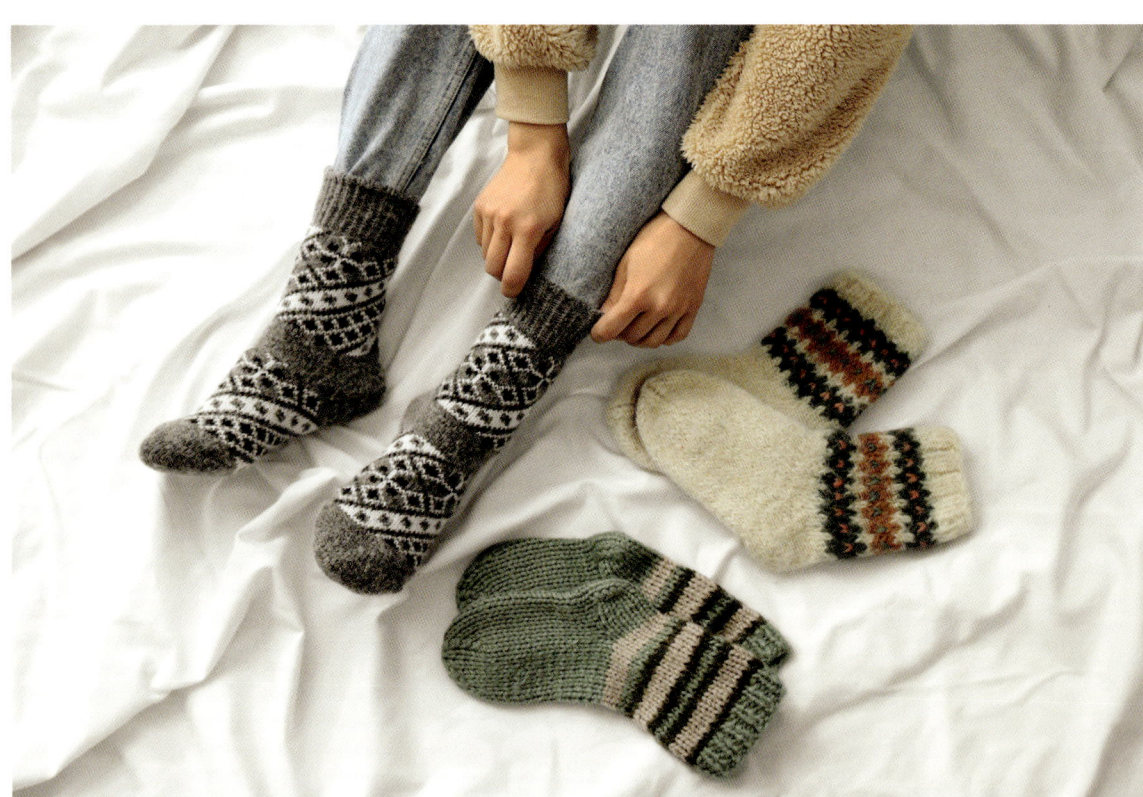

Ursachen von Schlaflosigkeit: Lebensphasen und Stressoren

Häufigste Ursache von Schlafstörungen sind **äußere Stressoren** und **Umwelteinflüsse**, die meist offensichtlich und damit behebbar sind.

Schwieriger zu identifizieren sind innere Einflussgrößen von Schlafstörungen, die sich aus einem Zusammenspiel von **physiologisch belastenden Lebensphasen**, **seelisch-geistigen Stressoren** und der Einflussnahme **organischer Erkrankungen** zusammensetzen.

Eine wichtige Hilfestellung bei der **Ursachenforschung** ist, dass jede Schlafphase unterschiedlich empfindlich auf spezifische Einflüsse reagiert. Der **Zeitpunkt** innerhalb der Schlafenszeit, an dem die Störungen auftreten, erlaubt damit in Kenntnis des Zusammenspiels von körperlicher Entspannung, geistiger Angespanntheit und seelischer Regeneration während des Schlafs (vgl. Übersicht Schlafphasen, Seite 14) einen Rückschluss auf die zugrunde liegende Problematik.

EINFLUSSGRÖSSEN UND IHRE AUSWIRKUNGEN

	Lebensphasen	Umwelt-einflüsse	innere Stressoren	organische Ursachen
Einschlaf-störungen	X	X	X	X
Durchschlaf-störungen	X	X	X	X
Aufwachen best. Uhrzeit		X		X
Früherwachen	X	X	X	
schweres Erwachen	X	X	X	X

Lebensphasen und ihre Auswirkungen auf den Schlaf

Schlaf als körperlicher Zustand korreliert stets mit den physiologischen Lebensphasen und ist eng mit verstärkend Einfluss nehmenden sozialen und psychosozialen Faktoren wie Berufstätigkeit, familiärer Situation und gesellschaftlichem Umfeld verwoben. Lebensphasen sind Altersabschnitte, die sich durch äußere wie innere Merkmale deutlich voneinander abgrenzen, sie wurden vom griechischen Philosophen Solon (5. Jh. v. Chr.) erstmalig als eine Abfolge von Siebenjahresperioden beschrieben. Inzwischen konnte dieser Zeitraum als Rhythmus belegt werden, innerhalb dessen sich der gesamte menschliche Organismus einmal komplett erneuert – angefangen von den sehr schnell wachsenden Haut- bis zu den sich viel langsamer neu bildenden Knochenzellen (Bergmann et al., 2011). Vor allem die Übergangsphasen von einem Lebensalter in das nächste sind biografische Zäsuren, die zu einer deutlichen Änderung der Lebensgestaltung führen und oft von einem hormonellen wie mentalen Ungleichgewicht begleitet werden.

So wie sich im Laufe eines Lebens Tagesabläufe und Schlafverhalten verändern, wandeln sich die Anforderungen an die Schlafumgebung vom Stubenwagen bis zum Seniorenbett in Komforthöhe. Und auch wenn nicht jede Lebensphase mit völlig veränderten Schlafgewohnheiten einhergeht, ist der Schlaf in jeder Lebensphase von anderen Einflüssen geprägt.

Schlafstörungen am Ende eines *Lebensjahrsiebts* können aufgrund unaufgearbeiteter psychischer Belastungen der vergangenen Lebensphase auftreten. Ein erster Lösungsansatz kann sein, die bisherigen *Lebensmeilensteine* auf einem Zeitstrahl mit 7-Jahres-Abständen einzuzeichnen und das gerade vollendete *Lebensjahrsiebt* besonders zu betrachten.

Babyalter und Kindergartenzeit (bis 7 Jahre)

Neugeborene verschlafen mit bis zu 17 Stunden zwar den Großteil des Tages, ihr Schlafrhythmus ist aber noch vollkommen vom Tageslauf abgekoppelt. Erst ab einem Alter von etwa 16 Wochen greift die 24-Stunden-Periodizität, und das Kind kann nun jeden Tag zur gleichen Zeit einschlafen (Kleitman/Engelman, 1953). Störungen in dieser frühkindlichen Phase der Rhythmusfindung führen zu den von Eltern meist fälschlich als *Dreimonatskoliken* bezeichneten Regulationsstörungen, die sich vor allem als nachmittägliche oder abendliche Schreiattacken zeigen. Paradoxerweise bringen besonders überforderte Eltern die Kinder durch ständig wechselnde Stimuli (Herumtragen, Schaukeln, Stillen im 20-Minuten-Abstand) in eine Phase vollkommener Überreizung. Nach einem langen Tag mit vielen Kämpfen spitzt sich schließlich gegen Abend die Lage so zu, dass die Kinder trotz aller Müdigkeit nicht zur Ruhe und in den Schlaf finden, was zu eskalierenden Schreiattacken führt (Bolten, 2010).

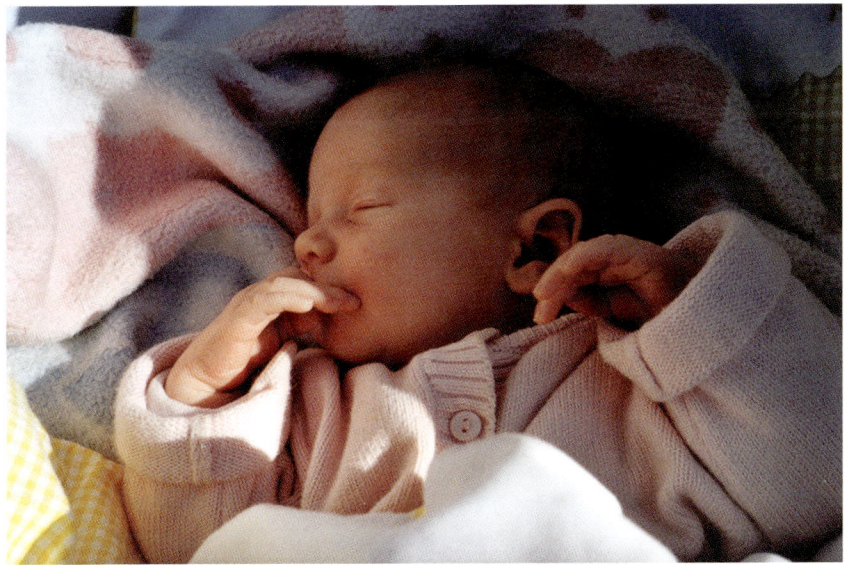

Grundlegende Maßnahmen

in der Behandlung frühkindlicher Schlafstörungen sind:

· Einrichtung eines geregelten Tagesablaufs
· Schaffung einer **ruhigen Umgebung** (kein Radio oder Fernseher) ohne elektromagnetische Störquellen (W-Lan, Smartphone)
· Schaffung von **Nestwärme** mit besonderer Unterstützung der kindlichen Wärmehülle durch Pucksack, Wollmützchen, vorgewärmte Windeln und die tägliche Einreibung des ganzen Körpers mit Malvenöl
· Günstig wirkt sich ein **Tagesablauf** mit drei- bis vierstündigen Pausen zwischen den Stillphasen aus, der nicht mehr als 90 Minuten Aktivitätszeit vom Neugeborenen fordert; wenn möglich Ernährung ausschließlich mit Muttermilch
· Eine ruhige Atmosphäre mit **abgedunkeltem Licht** bei schlichtem Im-Arm-Halten kann Wunder wirken

Unterstützende Heilmittel bei frühkindlichen Schlafstörungen:

· **Amnion bovis D8 Amp.** (Eihülle), ½ Trinkampulle jeweils morgens und abends – scheinbar unstillbares Schreien mit Koliken nach schwierigen Geburtsverläufen und bei Frühgeborenen
· **Belladonna D12** (Tollkirsche), abends 3 Glob. – abendliche Schreiattacken mit ausgeprägter Schlaflosigkeit, wacht laut weinend aus Tiefschlaf auf, häufig nach Kaiserschnitten
· **Chocolate D30** (Schokolade), jeweils morgens und abends 3 Glob. – Kinder, die die ersten Lebensstunden oder -tage ohne die Mutter verbringen mussten (Inkubator, Neugeborenen-Intensivstation)
· **Magnesium carbonicum D12** (Magnesit), jeweils morgens und abends 3 Glob. – Schlafstörungen von Babys mit heftigen Koliken und Schluckauf, häufig nach viel Sorgen und Streit und als Folge übermäßiger Magnesiumeinnahme während der Schwangerschaft
· **Malva arborea** (Malve), Ölauszug äußerlich – verbessert die Wärmehülle, besonders von Kindern aus anfangs ungewollten Schwangerschaften
· **Stramonium C200** (Stechapfel), abends 1 Glob. – große Schlafstörungen, Kind fährt schrill schreiend aus dem Schlaf hoch als Folge von sehr heftiger, dramatischer Geburt

Im Alter von etwa sechs Monaten beginnt mit dem ersten sichtbaren Eckchen des linken unteren Schneidezahns die Zahnung, ein großer Moment des Heranwachsens und damit von ganzheitlicher Bedeutung. Wenn mit zweieinhalb Jahren alle 20 Milchzähne voll entwickelt sind, setzt auch das eigenständige Sprechen ein, das Wort *Ich* wird dann zum ersten Mal verwendet. Ist das Milchgebiss komplett, beginnt bereits die Bildung der bleibenden Zähne, deren Erscheinen mit dem Zahnwechsel nach dem 6. Lebensjahr den Beginn des zweiten Lebensjahrsiebts markiert.

Zahnung und Schlaf

Schlafstörungen in Zusammenhang mit der Zahnung können heftig sein, sind aber stets vorübergehend. Hauptmittel zur Linderung der Beschwerden sind

· **Weleda Fieber- und Zahnungszäpfchen**, 2 bis 4 x tägl. 1 Zäpfchen

Erleichternd wirken dazu

· **Magnesium phosphoricum D6** (Magnesiumphosphat), abends oder bei Bedarf nachts ½ Tab. in etwas Wasser zerdrückt – plötzlich einschießende Zahnschmerzen, vor allem nachts; die Kinder sind nervös, schwitzen, aber haben kein Fieber
· **Belladonna/Chamomilla Wala**, mehrmals tägl. bis zu 5 Glob. – Zahnungsbeschwerden mit Fieber und hochroten Bäckchen, die zu nächtlichem Erwachen gegen 2:00 Uhr führen

Auch wenn Kinder im Kindergartenalter in der Regel tief und gut schlafen, können in akuten Trotzphasen, in denen sie beginnen, sich als eigenständige Individuen zu erkennen und ihre Grenzen austesten wollen (*Ich will nicht! / Ich will aber! / Ich kann das alleine!*), Einschlaf- oder vielmehr Zu-Bett-Geh-Probleme auftreten. Eine vertraute Routine vor dem Schlafengehen mit deutlicher Ruhepause ohne Außenreize nach dem Tagesgeschäft verhilft zu einer Wiederaufnahme und Festigung der bereits als Kleinkind erlernten Schlafroutine. Neben Gute-Nacht-Liedern gehört das Vorlesen einer Gute-Nacht-Geschichte zu den wichtigsten Einschlafritualen, es ist ein intimer Moment der Zweisamkeit zwischen Eltern und Kind, der auch im späteren Leben immer wieder als Ankersituation schwierigere Phasen befrieden kann.

Durchschlafstörungen sind im Kindesalter dagegen stets Hinweis auf Beschwernisse im **psychosozialen Bereich** – von der neuen Erzieherin über den Tod des Haustieres bis hin zur Trennung der Eltern. Die durchschnittliche Schlafdauer eines Kindergartenkindes liegt bei 10 bis 13 Stunden.

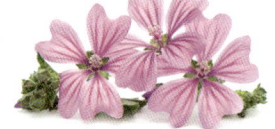

Kindergartenkinderschlaf

Unterstützend bei Kindergartenkindern ist die Schaffung einer greifbaren Wärmehülle durch

· **Ganzkörper-Einreibungen** mit Malvenöl Wala
· **Einreibungen** der Nierenregion in Form einer liegenden, aufsteigenden Acht mit Cuprum metallicum praeparatum 0,4 % Salbe, Weleda
· **Milchsocken**: In warmer Milch (40 °C) getränkte, gut ausgewrungene lange Wollstrümpfe über die Waden bis zu den Knien hochziehen und über Nacht belassen – Handtuch unterlegen nicht vergessen!

Zur Anregung des aktiven Schlafwillens als eigenständiges Wesen hat sich bewährt

· **abends**: Phosphorus D5 / Malva Dil. Weleda, 5 Tr.
· **morgens**: Prunuseisen Wala, 5 Glob.

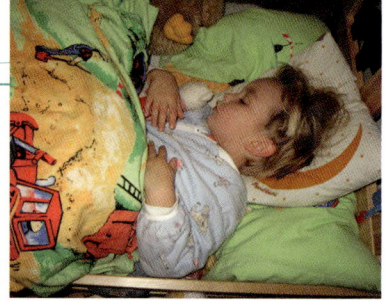

Schulkindalter (7–14 Jahre)

Mit dem Zahnwechsel um das 7. Lebensjahr hat sich der physische Körper ausgebildet, dafür zeigt sich immer deutlicher die individuelle Konstitution und mit dem Schulbeginn beginnt bereits der allmähliche Abschied von der Kindheit. Während sich das enge Band zur Familie etwas lockert, entfaltet sich die Selbstwahrnehmung in Abgrenzung zu anderen, was sich vor allem im sogenannten Rubikonmoment zeigt, einem eigenständigen Erkenntnisprozess auf dem Weg ins Erwachsenwerden. Benannt ist dieser Zeitpunkt zwischen achtem und neuntem Lebensjahr nach dem sprichwörtlichen norditalienischen Fluss, der vom Feldherren Julius Cäsar mit einem unumkehrbaren Lebensschritt überquert wurde.

Tagsüber wenden sich Kinder in der **Rubikonphase** vermehrt der Außenwelt zu, abends dagegen benötigen sie besonders stark emotionale Geborgenheit. Grundsätzlich erfordert Kinderschlaf noch mehr als der Schlaf jedes anderen Lebensalters die Sicherheit des geschützten Raumes, vor allem in der Rubikonphase.

Mit 9–11 Stunden ist das Schlafbedürfnis deutlich niedriger als noch während der Kindergartenzeit. Schlafstörungen aus physiologischen Gründen treten im Schulkindalter kaum auf, so dass einem ausgeruhten Schulstart zumindest aus schlaftechnischer Sicht kaum etwas im Wege stehen sollte!

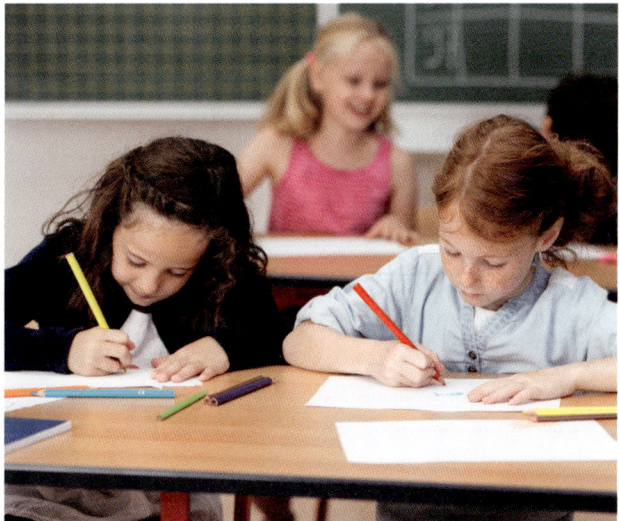

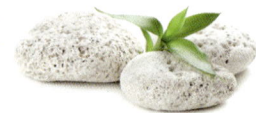

Rituale

Rituale, die in der Schulkinderzeit begonnen werden, sind bis ins hohe Erwachsenenalter hinein verfestigt und können in schwierigen Lebenslagen Stabilität schaffen. Im besonderen Maße gilt dies für Einschlafrituale mit Geborgenheit und Nähe, die im Duftgedächtnis verfestigt sind (Raumduft mit 3 Tropfen auf Duftstein zum Abendritual, Auswahl nach Vorlieben des Kindes). Geeignet sind:

- **äth. Orangenöl** (*Citrus sinensis*) – entspannt in schlafraubenden Situationen, die zusätzlich Sorgen bereiten
- **äth. Vetiver-Öl** (*Vetiveria zizanioides*) – erdet, beruhigt bei Schlafstörungen durch Ängste und Nervosität; verbessert die Regeneration des Körpers im Schlaf, um morgens erholt aufzuwachen
- **äth. Zedernöl** (*Cedrus atlantica*) – wirkt beruhigend auf die Psyche, vertreibt besonders zum Einschlafen Angst und löst Spannungen
- **äth. Zirbenöl** (*Pinus cembra*) – unterstützt bei Konzentrationsschwäche, Schlaflosigkeit und mentaler Erschöpfung

Fällt die Rubikonphase mit einer schweren familiären Krise zusammen, kann eine konsequent ruhevolle Abendroutine sowohl das Einschlafen erleichtern, als auch den Entwicklungsprozess des Kindes in diesem sensiblen Moment unterstützen. Gute-Nacht-Lieder (siehe ab Seite 181) mit erbaulichen Texten geben Halt, zusätzlich wird das Kinderzimmer mit einer Gute-Nacht-Aromamischung beduftet:

- **Gute-Nacht-Aromamischung** – 10 ml äth. Lindenblütenöl (*Tilia var.*), 10 ml äth. Kakaoöl (*Theobroma cacao*) und 5 ml äth. Neroli-Öl (*Citrus × aurantium*) mischen – beim **Zu-Bett-Gehen** 3 Tr. auf Duftstein tropfen.
- Manchen Kindern tut ein **abendliches Bad** (ca. 10 Minuten) mit 10 Tr. der Mischung auf 3 EL Meersalz zusätzlich sehr wohl.

Unterstützend dazu:

- **Bryophyllum Rh D3 Weleda**, abends 10 Tropfen – wenn aufwallende Ängste und Sorgen am Einschlafen hindern.

Pubertät und Teenagerzeit (14–21 Jahre)

Wenn mit der Pubertät die Zeit des Aufbruchs in die große weite Welt und des Infragestellens aller elterlichen Werte gekommen ist, reifen nicht nur Knochen, Sehnen und Muskeln, sondern auch das Hormonsystem aus. Als Begleiterscheinung verschiebt sich während dieser Zeit durch *Umbauarbeiten* in der Zirbeldrüse der Biorhythmus des Heranwachsenden. Als Folge wird das Schlafhormon Melatonin im Schnitt erst zwei Stunden später ausgeschüttet, so dass der Teenager erst zwei Stunden später müde wird (Moore/Meltzer, 2008). Und kommt der Schlaf, sind die Träume wilder und der Schlaf leichter als je zuvor und je danach. Ein zusätzlich belastender Faktor bei Jugendlichen sind schlafverhindernde Sozialkontakte, unmittelbar in der Clique oder mittelbar virtuell über das Internet. Der festgesetzte Schulbeginn um 8 Uhr morgens bleibt von diesen besonderen Umständen des Heranwachsenden natürlich unberührt, was auch bei einem nun geringeren Schlafbedürfnis von nur mehr 8–10 Stunden zu Morgenmüdigkeit und Schlafmangel führt. Jeder fünfte Jugendliche schläft Studien zufolge nur fünfeinhalb Stunden (Betz, M. et al., 2012)! Hilfreich ist es für den Gesamtschlafbedarf tatsächlich, den Teenager am Wochenende ausschlafen zu lassen.

Oft klagen Teenager vor allem darüber, abends nicht einschlafen zu können, obwohl sie müde sind und gefühlt Stunden wach liegen. Um die Melatoninproduktion nicht durch künstliches Blaulicht weiter zu drosseln, sollten Tablet und Smartphone zumindest aus dem Bett verbannt werden. Besser ist es, auf Hörbücher und Entspannungsmusik auszuweichen.

Verschobener Pubertätsschlaf

Neben der diätischen Ankurbelung der abendlichen Melatoninproduktion (siehe Seite 28) kann der pubertäre Einschlaf- und Aufwachvorgang unterstützt werden durch:

- **Pulsatilla pratensis Dil. D12** (Wiesen-Küchenschelle), morgens und abends 5 Tr. – hormonell bedingte Schlafstörungen mit spätem, schwierigem Einschlafen und langem Ausschlafen morgens, fördert Einschlaf- und Aufwachvorgang; wenn Bedürfnis nach Geborgenheit besteht, aber nicht geäußert werden will oder kann
- **Hypericum ex Herba D2 Wala**, 3–7 Glob. tägl. (einschleichend dosieren) zusammen mit abendlichen Fußeinreibungen mit **Hypericum Flos 25 % Öl**, Weleda – hormonell bedingte Einschlafbeschwerden mit leichtem Nachtschlaf, sporadisch begleitet von nächtlichem Erwachen gegen 2:00 Uhr durch wilde Träume
- **Causticum Dil. D30** (Hahnemann´scher Ätzkalk), mittags und abends 5 Tr. – überempfindliche Jugendliche mit spätem Pubertätseintritt, der von kummervollen Gedanken und Sorgen begleitet ist, die am Einschlafen hindern und zu nächtlichen Albträumen führen

Konzentrationsfähigkeit

Zu einer verbesserten Konzentrationsfähigkeit in der Schule verhelfen:

- **Argentum phosphoricum Dil. D12** (Silberphosphat), morgens 5 Tr. – Einschlafschwierigkeiten, die zu geistiger Erschöpfung mit Konzentrationsschwierigkeiten führen; Neigung zum Schlafwandeln
- **Manganum sulfuricum D6 Pflüger** (Mangansulfat), morgens 2 Tab. – wenn Schüler nur noch müde sind und darunter Gedächtnis und Konzentration leiden; sorgt für bessere Sauerstoffversorgung in Gehirn und Gewebe
- **Verbascum F Komplex 129 Nestmann**, morgens 7 Tr. – Konzentrations- und Lernstörungen mit (Schul-) Kopfschmerzen, besonders als Folge von Schlafmangel

Konzentrationsstörungen

Schüler und Studenten sind vor Prüfungen oft zusätzlich durch hartnäckige Schlaflosigkeit und daraus resultierende Konzentrationsstörungen betroffen, hier je nach Hintergrund:

- **Uranium metallicum Dil. C200** (Uran), an drei aufeinanderfolgenden Tagen morgens jew. 7 Tr. – eklatante Prüfungsangst mit Lernblockade und diffusen Zukunftsängsten völlig überlernter Prüflinge
- **Argentum nitricum Dil. D8** (Silbernitrat, Höllenstein), beginnend eine Woche vor Prüfungstermin 2 x tägl. 8 Tr. – Lampenfieber, akute Blackouts in Prüfungssituationen, fühlt sich völlig gehetzt; Prüfungsangst, schon am Abend vor der Schulaufgabe mit Bauchschmerzen und Durchfall, die das Einschlafen verhindern
- **Paeonia officinalis Dil. D4** (Pfingstrose), jew. 8 Tr. vor dem Schlafengehen – Schlafstörungen höchst nervöser Schüler und Studenten unter Leistungsdruck, oft mit quälenden Albträumen verbunden
- **Asarum europaeum Dil. C200** (Haselwurz), 3 x wöchentl. morgens 7 Tr. – Schlaf- und Konzentrationsstörungen sehr ehrgeiziger, ernster Schüler und Studenten

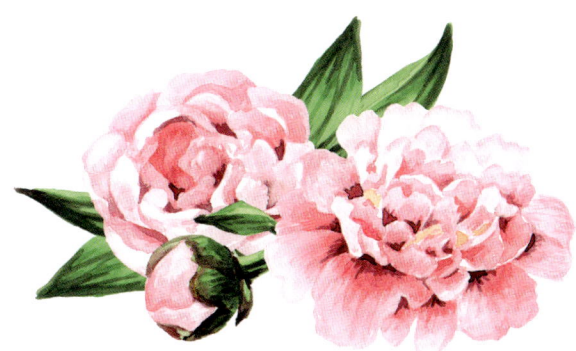

Sturm- und Drangphase (21–28 Jahre)

Die körperliche Entwicklung ist nunmehr so gut wie abgeschlossen und verlagert sich nun auf eine seelisch-geistige Ebene.

Dabei kommt im frühen Erwachsenenalter irgendwie alles auf einmal: Berufsstart und Karriereplanung als zentrale Lebenselemente, nicht nur der Platz in der Gesellschaft, sondern auch der richtige Partner fürs Leben will gefunden werden – nicht von ungefähr ist gerade dieses Lebensjahrsiebt oft der Schauplatz herzzerreißender Liebeskummerszenen, die dann schlaflose Nächte mit sich bringen. Und auch Sehnsüchte und Wünsche sollen mit der endgültigen Ausreifung des eigenen Ich nun zur Realität werden …

Eine anstrengende Zeit, in der für Schlaf nur wenig Zeit (und Muße) übrigbleibt. Chronobiologische Fehltritte wie durchgefeierte oder durchgearbeitete Nächte tun dann ihr Übriges und führen zu einer starken Entrhythmisierung des Gleichmaßes von Tag und Nacht.

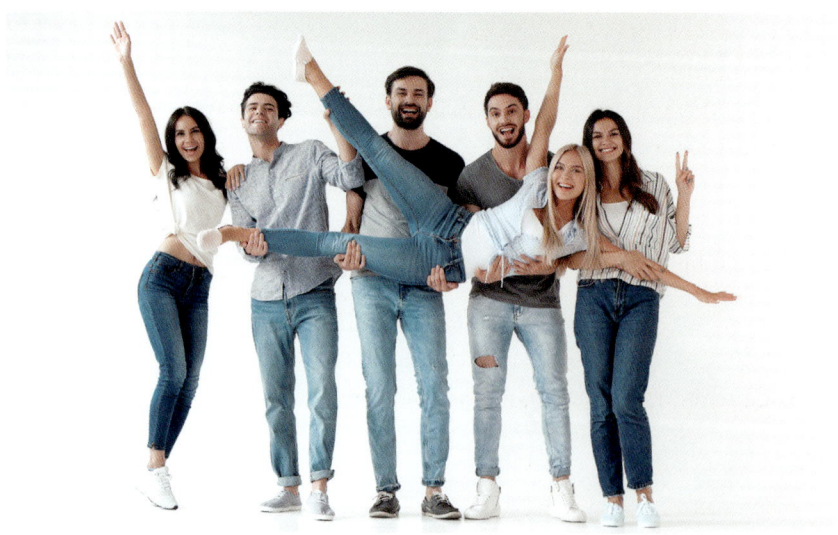

Für den guten Schlafrhythmus

Das Wiedererreichen eines geregelten Schlafrhythmus bei gefühlter Überforderung oder Dauermüdigkeit bei gleichzeitig extrem powervollem Tatendrang:

- **Amethyst C200** (Amethyst), jew. am Sonntagabend 10 Glob. – Schlafstörungen mit Reizüberflutung mit erheblichen Albträumen
- **Cypripedium pubescens Dil. D12** (Frauenschuhorchidee), 2 x tägl. 10 Tr. – Schlafstörungen als anhaltende Tag-Nacht-Rhythmusstörung mit Hypernervosität und Sinnesüberreizung als Folge von übermäßiger Smartphone-Nutzung und multimedialer Dauerberieselung
- **Staphisagria Dil. D12** (Feldrittersporn), 2–12 Tr. – Schlaflosigkeit durch hochgradige Verspannungen als Folge körperlicher wie geistiger Überarbeitung tagsüber
- **Nux vomica Dil. D12** (Brechnuss), 3 x tägl. 10 Tr. – Ein- und Durchschlafstörungen durch Überarbeitung, Sorgen, Nachtarbeit, sitzende Lebensweise und Abusus von Genussmitteln; Schlaflosigkeit durch kreisende Gedanken um Arbeit, Beruf, Geld, Karriere

Bei Schlaflosigkeit aufgrund von Liebeskummer:

- **Hyoscyamus niger Dil. D30** 20 ml
- **Aqua marina Dil. D30** 20 ml
- **Magnesium phosphoricum Dil. D6** 20 ml (Magnesiumphosphat)
- **Heilziest Urtinktur** (*Betonica officinalis*) 10 ml
- **äth. Öl Rosen-Geranie** (*Pelagonium graveolens*) 20 Tr. – morgens und abends
  - › 15 Tr., kann bei nächtlichem Erwachen mit großem Kummer wiederholt werden

Als Ergänzung bei zusätzlichen Herzrasensanfällen

- **Oxacant sedativ** Liquid Klein, 2 x tägl. 20 Tr.

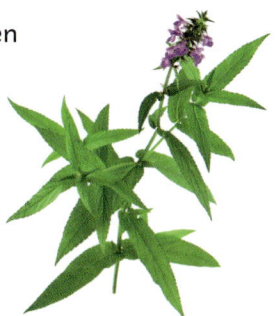

› PMS-Schlafprobleme

Mitte des zweiten Lebensjahrzehnts tritt bei Frauen oft erstmals das Prämenstruelle Syndrom (PMS) auf, besonders dann, wenn weder Zeit noch Raum für einen Ruhemoment entsprechend der Auf- und Abbauprozesse der natürlichen Lebensrhythmen sind. PMS zeigt sich mit körperlichen und psychischen Beschwerden wie erheblicher Gereiztheit, schmerzhaftem Brustspannen, Kopfschmerzen bis zur Migräne, Heißhunger wie Appetitlosigkeit sowie Schlafbeschwerden, von hartnäckigen Durchschlafstörungen bis hin zu erhöhtem Schlafbedürfnis mit großer Tagesmüdigkeit. Es beginnt zwei bis sechs Tage vor der Regelblutung und lässt mit dem Einsetzen der Blutung meist schlagartig nach. Grundsätzlich ist das PMS Anzeichen einer hormonellen Dysbalance in der zweiten Zyklushälfte mit übermäßiger Reaktion auf prämenstruellen Progesteronabfall und veränderten Melatoninspiegel, häufiger Auslöser ist das Absetzen hormoneller Verhütungsmittel. Stress, Nikotin- und Alkoholkonsum, Schlaf- und Bewegungsmangel begünstigen PMS.

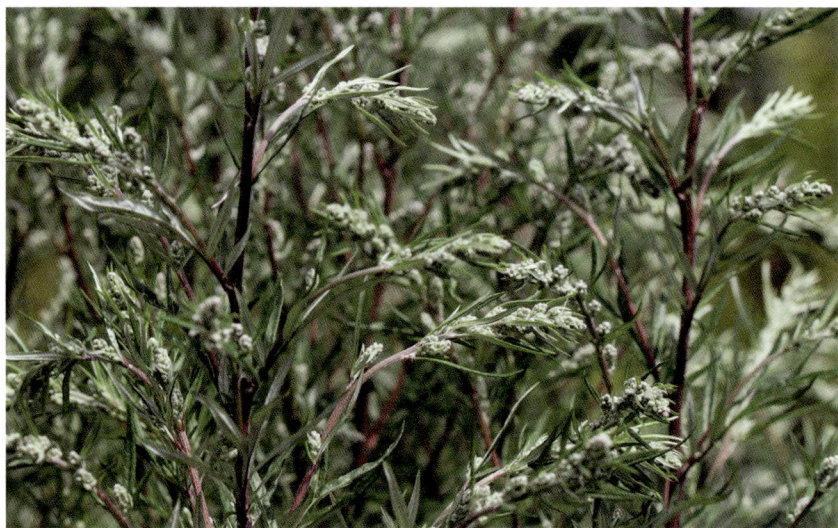

PMS-Schlafbeschwerden

Ein herausragendes Heilmittel für alle (!) Beschwerden im Formenkreis des Prämenstruellen Syndroms ist das echte ätherische Öl der Damaszener-Rose (*Rosa damascena*). Es kann als Raumspray (30 Tr./100 ml reiner Alkohol, großzügig im Zimmer versprühen) verwendet oder in eine Rosencreme eingearbeitet werden:

- **Rosencreme** – 100 ml Sheabutter im Wasserbad erhitzen, 10 ml Rosenwasser einrühren und unter Zugabe von 3 Tr. äth. Rosenöl (Damaszener-Rose) kaltrühren. Creme mit kreisenden Bewegungen auf Bauch, Schläfen und Nacken einmassieren

Ergänzend wirken bei Durchschlafstörungen:

- **Agnus Castus D2 DHU** (Mönchspfeffer), 2 x tägl. 2 Tab. zwischen Eisprung und Einsetzen der Monatsblutung
- **Alchemilla Urtinktur Ceres**, 3 x tägl. 5 Tr. zwischen Eisprung und Einsetzen der Monatsblutung
- **100 g getr. Waldmeisterkraut** (*Asperula odorata*) zusammen mit dem Kopfkissen in den Überzug füllen – entspannt und schenkt ruhigen Schlaf bei hohem Leistungsdruck und in Stresssituationen

Bei extrem hohem Schlafbedürfnis dagegen:

- **Petroselinum D2** (Petersilie), 2 x tägl. 15 Glob. zwischen Eisprung und Einsetzen der Monatsblutung, zusammen mit
- **Manganum sulfuricum D6 Pflüger** (Mangansulfat), morgens 2 Tab. – bei erheblicher Morgenmüdigkeit

Treten PMS-bedingte Schlafstörungen erstmals nach dem Absetzen der Pille auf (Post-Pill-Syndrom), hilft:

- **Beifuß** (*Artemisia vulgaris*), 2 x tägl. 1 Tasse Aufguss / 2 x tägl. 10 Tr. Urtinktur – besonders wenn der Monatsfluss nicht oder nur spärlich wieder einsetzt

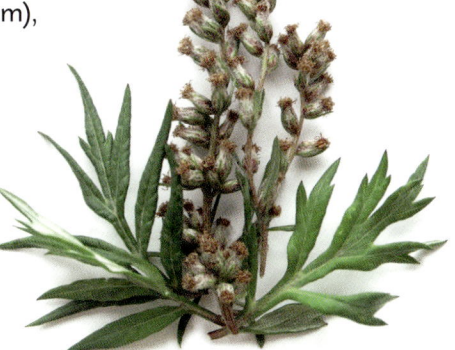

Die große Aktivitätsphase (28–35 Jahre)

Für viele Menschen scheint es um den 28. Geburtstag herum, als ob nun der Ernst des Lebens beginnt. Jetzt ist der Zeitpunkt sich endgültig für einen Berufsweg zu entscheiden und die eigenen Lebensziele festzustecken. Das Leben ist nach der wilden frühen Erwachsenenzeit nur scheinbar ruhiger geworden, denn eigentlich ist nun die Phase der größten körperlichen wie geistigen Leistungsfähigkeit – die genau mit deutlicher werdendem Kinderwunsch und Familiengründung zusammenfällt. Dennoch, und trotz aller großen körperlichen wie geistigen Leistungsfähigkeit, – extreme Übertreibung kann besonders während dieser Lebensphase zu Überlastungen mit Burn-out als Folge führen. Schlafstörungen haben in dieser Lebensphase keine physiologischen Hintergründe, sondern entstehen meist aus einer Kombination von Umwelteinflüssen, inneren Stressoren und dem großen Themenkomplex der Lebenssituation *Familie*.

› Schlafverhinderer Schwangerschaft

Zu Beginn der Schwangerschaft nimmt das Schlafbedürfnis zunächst zu, manche Frauen schlafen bis zu 14 Stunden am Stück, was ein bisschen wie das Anlegen eines *Schlafvorrats* für die kommende Zeit wirkt. Vor allem während der letzten drei Monate der Schwangerschaft beeinflussen nämlich Kindsbewegungen, ständiger Harndrang durch den kindlichen Druck auf die Blase sowie Kontraktionen der Gebärmutter – vor allem nachts durch erhöhte Oxytocin-Ausschüttungen – Schlafdauer und -qualität erheblich. Schlafstörungen in der Schwangerschaft sind zwar temporär, für das Wohlbefinden der werdenden Mutter und die Entwicklung des Kindes ist aber ausreichend Schlaf unbedingt notwendig.

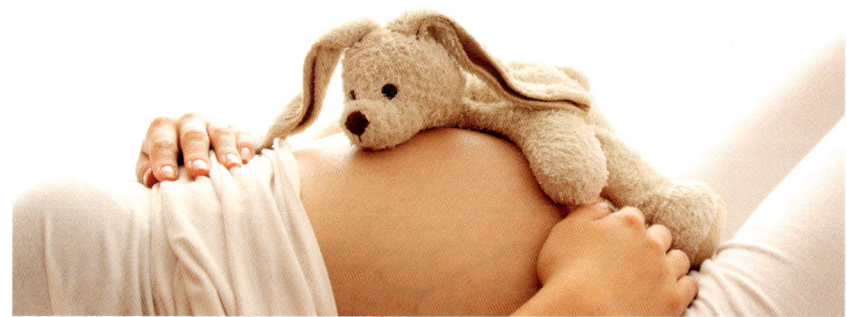

Schlafmittel in der Schwangerschaft

Der Einsatz stark wirksamer Schlafmittel ist in der Schwangerschaft grundsätzlich kontraindiziert, wichtig ist vielmehr eine sanfte Unterstützung des Zur-Ruhe-Kommens. In schlaflosen Nächten sollte der Schlaf nicht erzwungen werden, besser ist es, definiert aufzustehen und sich durch Yoga, Hörbücher oder etwa das Ausmalen von Mandalas zu entspannen.

Unterstützend wirken:

- **Fenchel-Schlafmilch** – 250 ml Milch mit 1 TL Fenchelsamen aufkochen, abseihen, mit 1 TL Honig süßen, bei zusätzlichem Sodbrennen in den letzten Schwangerschaftswochen eine Prise Kardamom dazugeben
  - › schluckweise warm trinken

- **Zirben-Raumspray** – 30 Tr. äth. Zirbenöl (*Pinus cembra*) und 100 ml reiner Alkohol, im Zimmer versprühen
- **Passiflora Nerventonikum Wala**, 3 TL in etwas warmem Wasser schluckweise einnehmen
- **Calcium fluoratum D30** (Mineralischer Flussspat), abends 5 Glob. – Schlaflosigkeit zwischen 3:00 und 5:00 Uhr mit stetem Gedankenzudrang und sehr lebhaften Träumen als Folge von fehlendem sportlichem Auspowern, besonders wenn Schwangere liegen müssen

Bei Grübeleien dazu ergänzend:

- **Succinium C200** (Bernstein), bei Bedarf 10 Glob. – Schlaflosigkeit durch Ängste, Sorgen und Heimweh
- **Bryophyllum Argento cultum Rh D3 Weleda**, bei Bedarf bis zu 15 Tr. – (Ein-) Schlafstörungen durch Ängste, Unruhe, Erregungen und allgemeine Erschöpfung in Schwangerschaft und Stillzeit

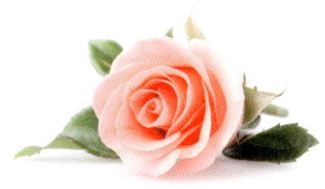

› Schlaf mit Babys und Kleinkindern

Durch die Geburt eines Kindes verändert sich auch der Schlafrhythmus der Eltern, vor allem Mütter können nach nächtlichen Still-/Fütter-/Herumtragezeiten nicht umgehend mitsamt dem Baby wieder einschlafen. Wenn der Babyalltag den Schlaf-Wach-Rhythmus zu lange stört, entspricht dies einer Art sozialem Jet-Lag. Dabei ist der Tag-Nacht-Rhythmus junger Mütter durch die vorangegangene Schwangerschaft ohnehin gehörig durcheinandergewirbelt. Ein Viertel aller Mütter kleiner Kinder geben an, an Schlafstörungen und Übermüdung zu leiden (Soldner/Stellmann, 2007). Erst wenn die Kinder sechs Jahre alt sind, normalisiert sich auch der Schlaf der Eltern wieder.

Schlaflose Babynächte

Nach nächtlichem Füttern und Stillen,oder wenn das Baby nach langem Herumtragen schließlich eingeschlafen ist, verhilft zu einem raschen Wieder-in-den-Schlaf-Finden

- **Bryophyllum** 50 % Pulver Weleda, bei Bedarf 2 Msp.
- **Placenta humanum Dil. C200** (Plazenta), 1 x wöchentl. bzw. bei Bedarf – anhaltende Schlafstörungen nach häufigem Aufwecken durch Kinder, aus Sorge um Kinder/Familien(angehörige) bei großer Müdigkeit mit starkem Kältegefühl körperlich wie seelisch

Zur Beruhigung

Um aufgeregte Babys (und auch ihre Eltern) zu beruhigen, hat sich **ätherisches Rosenöl** als sparsam und punktuell eingesetzter Raumduft sehr bewährt. Wichtig ist jedoch, dass sich die Mutter bereits in der Schwangerschaft zu genau demselben Rosenöl bei schönen Erlebnissen entspannt hat.

Wurzeln schlagen (35–42 Jahre)

Die wilde Zeit des „Sturm und Drang" scheint zum Ende des 4. Lebensjahrzehnts lange, lange zurückzuliegen. Der Berufsweg ist meist gefestigt, die Partnerschaft hat sich eingelebt und das Familienleben eingespielt, der Mensch wächst zum reifen Menschen heran.

Jetzt ist eine Zeit der Bestandsaufnahme im beruflichen wie privaten Bereich, die dann oft in erheblichen Umwälzungen rund um die Zeit des 42. Geburtstags gipfelt – der interessanterweise in astromedizinischer Sicht genau mit der Wiederkehr des einflussnehmenden Planeten Uranus als Aufrührer und Umstürzler über der Geburtssonne zusammenfällt.

Lebensmitte und Sinnkrise (42–49 Jahre)

Etwa um das 42. Lebensjahr beginnt beim Menschen eine neuerliche Zeit der hormonellen Umstellung, für Frauen deutlich sichtbar an der unregelmäßig werdenden Menstruation, für manchen Mann am lichteren Haupthaar. Auch wenn das Leben in voller Blüte steht, beginnen sich die Gedanken darum zu drehen, dass die Zukunft bisher vor einem lag und nun einen Horizont bekommen hat. Darüber hinaus wird dieses Lebensalter oft von familiären Sandwich-Situationen begleitet: Die turbulente Kleinkinderzeit im Haus ist vorüber, pubertierende Teenager können aber das Familienleben gehörig durcheinanderwirbeln, zudem sind es nun oft auch die eigenen Eltern, die im Alter Unterstützung benötigen. Hierzu gesellt sich dann die klassische familiär-berufliche Doppelbelastung. Sorgen und Stress sind damit vorprogrammiert, das Gefühl an der Last der Verantwortung zu ersticken, kann erdrückend sein und den Schlaf nachhaltig beeinträchtigen. Und die Midlife-Crisis mit einer tiefen Sinnkrise hat damit schließlich voll zugeschlagen.

Entspannung

Zu schlaffördernder und wieder lebensmotivierender Entspannung inmitten eines aufreibenden Themenkomplexes von familiärer Sandwich-Situation und familiär-beruflicher Doppelbelastung verhilft:

- **abends**: Solunat #4 Cerebretik, 12 Tr.
- **morgens**: Aurum/Apis regina comp. Wala, 9 Glob.

Ergänzend dazu:

- **Aqua maris mortui Dil. D12** (Totes-Meer-Wasser), abends 15 Tr. – Einschlafstörungen mit stundenlangem Herumwerfen und Kälteschauern bei allgemeiner Motivationslosigkeit und Frustration
- **Cuprum muriaticum Dil. D30** (Kupferchlorid), 2 x tägl. 5 Tr. kurmäßig für 3 Wochen – Schlafstörungen mit schwierigem Einschlafen und krampfartigen Schmerzsensationen als Folge einer Zerrissenheit zwischen Mutterrolle und Beruf; ständige Ängste, die Arbeit nicht rechtzeitig zu schaffen
- **Kalium phosphoricum Dil. D6** (Kaliumphosphat), abends 15 Tr. – Durchschlafschwierigkeiten, Schlaflosigkeit wegen vieler (Kinder-)Sorgen, durch Erschöpfung und Überarbeitung, harmonisiert das Zusammenspiel von Sympathikus und Parasympathikus
- **Sepia Dil. C200** (Tintenfisch-Tinte), 1 x wöchentl. 10 Tr. – Einschlafstörungen bei großer Erschöpfung im Zustand des Ausgebrannt-Seins von Frauen zwischen Familie und Beruf; nächtliches Erwachen mit Herzklopfen
- **Rubinum C30** (Rubin), bei Bedarf 20 Glob. – vollkommene Schlaflosigkeit mit akuten Angst- und Sorgenzuständen von Eltern renitent-pubertierender Jugendlicher, auch bei begleitenden Herzschmerzen und Bauchkrämpfen

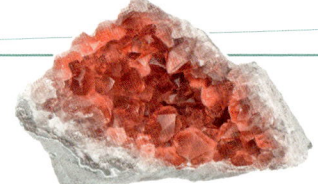

Wechseljahre von Mann und Frau (49–56 Jahre)

Der Sinn des Lebens erscheint nun als innere Fragestellung und hält oft grübelnd lange wach, verstärkt noch von physiologisch völlig normalen – aber gerade deshalb ob des Zeichens der Endlichkeit allen Lebens umso unwillkommeneren – klimakterischen Schlafstörungen. Ist die Krise durch geistige und oft spirituelle Stärkung überwunden, kann das Leben mit einem erneuerten Bewusstsein wieder neu und mit Freude organisiert werden. Auch wenn die Familien-Sandwich-situation häufig noch anhält.

› Klimakterische Schlafprobleme

Die Umstellungsphase der Menopause ist für Mütter wie für kinderlose Frauen eine Zeit hormoneller Dysbalance, wobei sie von kinderlosen Frauen häufig als schwerwiegender empfunden wird (Seehafer, 2002).

Ganz deutlich zeigt sich zudem ein Zusammenhang zwischen schweren klimakterischen Hitzewallungen und schlechtem Schlaf: Klimakterische Einschlafstörungen sind auf eine Fehlfunktion der physiologischen Thermoregulation durch den sinkenden Melatoninspiegel vor allem in der ersten Nachthälfte zurückzuführen, die von Herzrasen, Beklemmungsgefühlen und einer deutlich sichtbaren Hautrötung im Bereich des Oberkörpers begleitet werden.

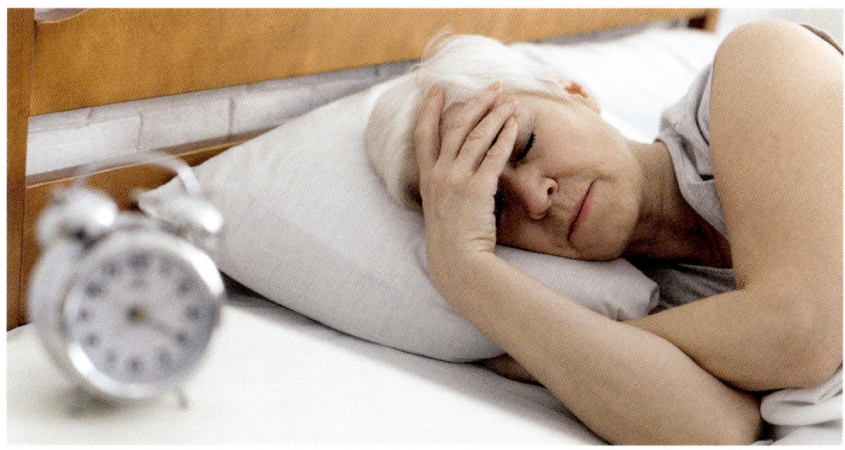

Klimakterische Schlafbeschwerden

Den klimakterisch gestörten Schlaf-Wach-Rhythmus beruhigt eine kurmäßige Therapie:

- **morgens**: Aurum metallicum praeparatum D6 Trit. Weleda, 2 Msp.
- **mittags**: Meteoreisen Wala, 5 Glob.
- **abends**: Valeriana comp. Wala, 10 Glob.

Bei lang anhaltenden klimakterischen Schlafbeschwerden:

- **Estriol D4** Klösterl Apotheke München, kurmäßig für 6 Wochen 2 x tägl. 5 Glob.
- **Cyclamen Dil. C200** (Alpenveilchen), 1 x wöchentl. 7 Tr.

Nächtliche Hitzewallungen lindern:

- **Leonurus cardiaca Urtinktur** (Herzgespann), abends 12 Tr. – nächtliches Erwachen durch Wechseljahresbeschwerden mit Hitzewallungen und starkem Herzklopfen, besonders bei gleichzeitiger nervöser Erschöpfung
- **Alchemilla Comp. Ceres**, 2 x tägl. 10 Tr. – hormonell bedingte Schlafstörungen mit Hitzewallungen und Schweißausbrüchen bei erheblicher Reizbarkeit
- **Nuphar lutea Dil. D6** (Teichrose), 2 x tägl. 8 Tr. – nächtliche Hitzewallungen bei insgesamt ruhelosem, leichtem Schlaf; erhebliche sexuelle Lustlosigkeit aufgrund völliger Erschöpfung

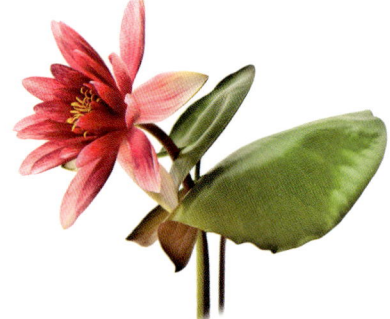

Je nach Beschwerdebild unterstutzen zudem:

- **Bryophyllum comp. Wala**, abends 10 Glob. – Schlafstörungen mit Hysterie, Unruhe und Erregungszuständen, speziell im Klimakterium
- **Pulsatilla Dil. D12** (Küchenschelle), 2 x tägl. 7 Tr. – klimakterische Einschlafstörungen mit schwierigem Einschlafen und langem Ausschlafen morgens
- **Ocimum basilicum Urtinktur** (Basilikum), 2 x tägl. 7 Tr. – wirkt beruhigend auf vegetative Funktionen
- **Humulus lupus Urtinktur** (Hopfen), abends 10 Tr. – hormonell bedingte Einschlafstörungen bei Kummer und Gedankenkreisen
- **Artemisia vulgaris Urtinktur** (Beifuß), abends 15 Tr. – Schlaflosigkeit durch Überreiztheit aller Sinnesorgane, fördert den leichten Übergang von Tag- zu Nachtbewusstsein

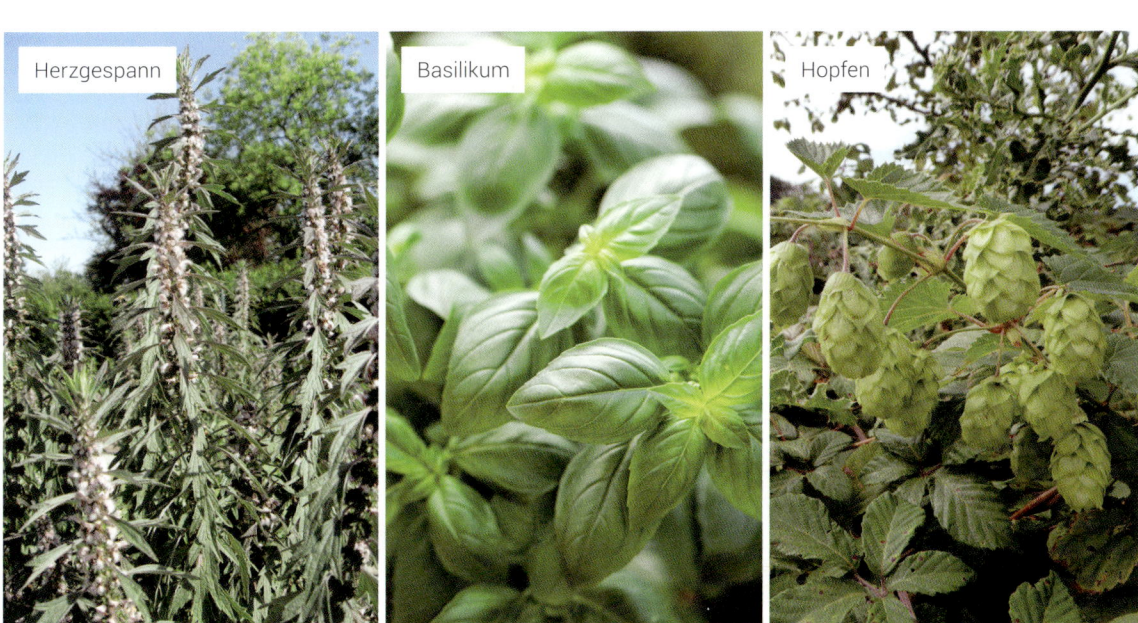

Herzgespann

Basilikum

Hopfen

Nicht nur Frauen, auch Männer verspüren die Auswirkungen der klimakterischen Hormonumstellung. Diese bezieht sich allerdings weniger auf den Testosteronspiegel, sondern vielmehr auf die zwar gegenüber dem weiblichen Organismus geringeren, aber dennoch spürbar absinkenden Östrogen- und Progesteronwerte. Wesentlich größere Auswirkungen haben auf Männer in diesem Alter die nun spürbaren Folgen eines Mangels an körperlicher Aktivität mit Übergewicht und Folgekrankheiten wie Bluthochdruck, oft zudem gepaart mit psychischen Belastungen – was zusammen hormonmangel-ähnliche Beschwerden bewirken kann. Die wirksamste Behandlung von männlich-klimakterischen Schlafstörungen ist die Aufnahme von Ausdauersportarten.

Männer-Schlafbeschwerden

Zur Unterstützung bei Schlafbeschwerden in den Wechseljahren des Mannes empfehlen sich:

· **Hypericum K Komplex 52 Nestmann**, 2 x tägl. 5 Tr. – Schlafstörungen im Klimakterium des Mannes bei übersteigertem Leistungswillen, als Folge von Stress und körperlicher Überforderung mit nächtlichem Ameisenlaufen und Nervenschmerzen

· **Ilex aquifolium Dil. D12** (Stechpalme), abends 12 Tr. – Durchschlafstörungen mit Hitzewallungen im männlichen Klimakterium, besonders wenn der Mann dazu tendiert, eine zweite Jugend zu durchleben

· **Lac lupinum Dil. C200** (Wolfsmilch), 1 x wöchentl. 10 Tr. – Schlafstörungen mit Erwachen um 3:00 h unter Hitzewallungen und Rückenschmerzen; erschwerte Erektionen

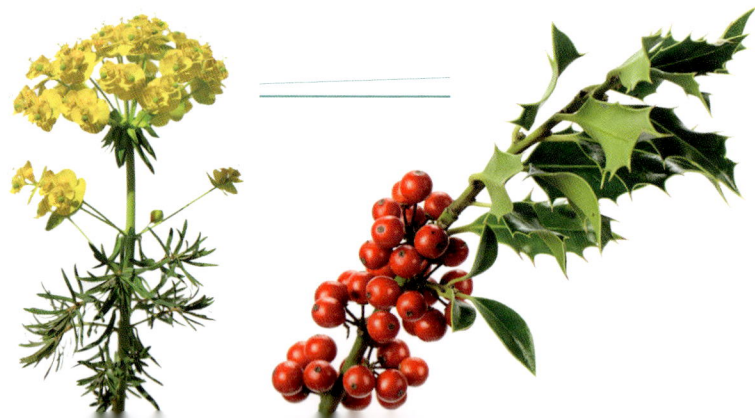

Die Zeit des Kämpfens ist vorüber, Familie und Karriere verlaufen in ruhigeren Bahnen. Meist aber ist diese Lebensphase eine Zeit der Zufriedenheit, in der die Früchte des Lebens sichtbar werden, nur der endgültige Auszug der Kinder mit einem darauffolgenden *Leeres-Nest-Syndrom* kann größeren Kummer bereiten. Auch die Zeit der hormonellen Umstellung ist vorüber, Schlafstörungen haben in dieser Lebensphase kaum physiologische Hintergründe, ab etwa dem 60. Lebensjahr macht sich dann jedoch die sinkende Melatoninproduktion in der Zirbeldrüse durch ein vermindertes Schlafbedürfnis bemerkbar.

Gemütsruhe und Nachtschlaf

Wenn das Haus nach dem Auszug der Kinder so leer wie das Mutterherz ist, kann folgende Tropfenmischung wieder zu Gemütsruhe und Nachtschlaf verhelfen:

· Tropfenmischung
  Alchemilla vulgaris Urtinktur (Frauenmantel) 20 ml
  Caulophyllum Dil. D6 (Frauenwurzel) 20 ml
  Staphisagria Dil. D12 (Stephanskraut) 20 ml
  Lac vaccinum Dil. C200 (Kuhmilch) 10 ml
  Amethyst Dil. LM1, Remedia 10 ml 2 x tägl. 12 Tr.

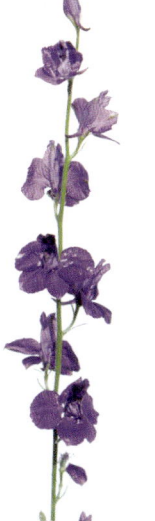
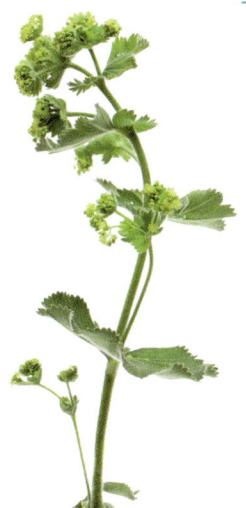

Akzeptanz des Übergangs (64–70 Jahre)

Noch steckt der Mensch voll Tatendrang, die physische Kräfte sind durchaus noch vorhanden – doch es ist mit dem Eintritt in den Ruhestand ganz deutlich eine Zeit des Übergangs gekommen, und damit ein neuerlicher Umbruch im Leben mit einer neuen Identität als Senior. Oft fehlt mit einem Schlag nicht nur das soziale Netzwerk, sondern auch die Aufgabe im Leben, was wiederum zu einem neuen Aufbruch und als Chance eines Neubeginns genutzt werden kann.

Schlafstörungen im Ruhestand

Schlafstörungen durch Eintritt in den Ruhestand sind unbedingt behandlungsbedürftig, da eine Chronifizierung die kommenden Lebensjahre schwer belasten kann. Zur Verfügung stehende und vielfach erfolgreich eingesetzte Mittel hierbei sind:

- **Rubellit comp. D12** (ApoWelis Rezeptur 5170) Apotheke an der Weleda Schwäbisch Gmünd, 2 x tägl. 12 Glob. – Durchschlafstörungen mit Grübeln und Früherwachen bedingt durch mangelnde Kontinuität und Umbrüche im Lebenslauf mit innerer Abstumpfung und akuten emotionalen Krisen
- **Cactus H240 Tr. Nestmann**, abends 10 Tr. – Schlafstörungen mit funktionellen Herzbeschwerden und nächtlichem Herzrasen durch Zukunftsängste nach dem Ausscheiden aus dem aktiven Berufsleben
- **Terra Dil. C200**, 1 x wöchentl. 10 Tr., beginnend beim nächsten Neumond – schwere Schlafstörungen mit depressiver Verstimmung und Verzweiflung durch Verlust der gewohnten Lebensumstände, durch Existenzängste, Einsamkeit und Verlust der Heimat
- **Plumbum C30** (Blei), jeweils Sonntagabend und Freitagmittag 10 Glob. – schwere, chronifizierte Schlaflosigkeit als Folge schwerer Identitätskonflikte, von Existenzverlust und nach Eintritt in den Ruhestand

Elftes Lebensjahrsiebt (71–77 Jahre)

Das elfte Lebensjahrsiebt ist häufig von starken Sehnsüchten erfüllt, nach Kindheit und Jugend, nach alten Zeiten und alten Gefährten. Zugleich wird allmählich die Endlichkeit des Lebens deutlich bewusst, das Alter zollt seinen Tribut und erzwingt eine ruhigere Lebensgangart. Noch ist vieles an Aktivität möglich, jede Übertreibung aber kann zu tiefer Erschöpfung und daraus resultierenden Schlafschwierigkeiten führen. Früherwachen als physiologisch-alterstypische Schlafstörung und Durchschlafstörungen als erste Anzeichen organischer Beschwerden können nun erstmalig auftreten; wer sich bereits jetzt damit auseinandersetzt, verhindert für die nächsten Jahre, dass sich einschleichende Schlafstörungen manifestieren.

Für besseren Seniorenschlaf

Übermäßig aktiven Senioren, die aufgrund von körperlicher oder geistiger Überanstrengung schlecht in den Schlaf finden, hilft:

· **Arnica montana Dil. C200** (Arnika), bei Bedarf 10 Tr. – Schlaflosigkeit bei Übermüdung und nach körperlicher Überanstrengung, auch mit daraus resultierenden Herzbeschwerden; Auffahren aus dem Schlaf in Todesangst und mit Gedanken an Unfallgeschehen durch ein Trauma
· **Mandragora D8** (Alraune), abends 8 Glob. – Schlafstörungen durch Überanstrengung, besonders in Verbindung mit Rückenschmerzen
· **Bryophyllum Argento cultum Rh D3 Weleda**, bei Bedarf bis zu 15 Tr. – (Ein-)Schlafstörungen als Folgen körperlicher Erschöpfung

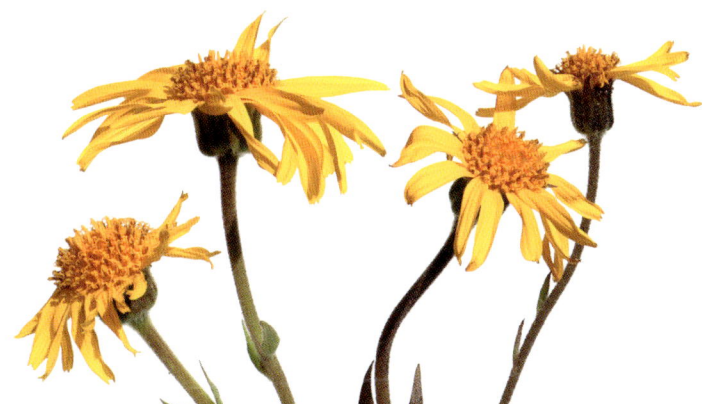

Zeit der Weisheit (77–84 Jahre)

Mit dem Anfang des zwölften Lebensjahrsjahrsiebts ist eine Zeit gekommen, in der der Mensch von seiner reichen Lebenserfahrung zehren kann. Deutlich machen sich nun Anzeichen der Alterung bemerkbar, die Kraft lässt nach. Häufige Ursachen für Schlafstörungen sind oft ganz trivial mangelnde körperliche Bewegung und fehlende geistige Beschäftigung, zumeist sind sie nun auf organische Grunderkrankungen zurückzuführen (siehe ab Seite 142). Einen signifikanten Einfluss haben zudem Lebensereignisse wie möglicherweise (auch lange zurückliegende) Traumata und deren Aufarbeitung, Verlust und Krankheiten. In der Weisheit des Alters liegt auch die Kraft, diesen Beschwerden mit Gelassenheit und Ruhe zu begegnen.

In Trauerphasen

Heilmittel nehmen keine Trauer, erleichtern aber, in Trauerphasen in den Schlaf zu finden, um den Verlust so verarbeiten zu können.

· **Daphne C30** (Seidelbast), abends 8 Glob. – Einschlafstörungen mit heißem Schwitzen; Angst vor Einschlafgedanken und Träumen als Folge von Traumata und deren emotionaler Unterdrückung im Tagesgeschehen

· **Perla C30 Remedia** (Miesmuschel-Perle), abends 8 Glob. – Schlafstörungen durch Trauer um Verstorbene

· **Taosca aqua Dil. C200 Helios** (Taosca-Wasser Burren, Irland), 3 x wöchentl. abends 10 Tr. – Schlafstörungen mit Erwachen zwischen Mitternacht und 5:00 Uhr nach Verlust einer großen Liebe, des Lebenspartners

· **Natrium chloratum Dil. C200** (Kochsalz), 3 x wöchentl. 8 Tr. – Schlaflosigkeit durch düsteren Gedankenzudrang in scheinbar hoffnungslosen Situationen mit Kummer und Weinen

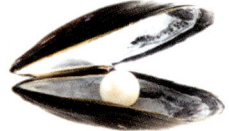

Abendliche Anti-Einsamkeits-Teemischung

· **Teemischung**
  50 g Weißdornblüten (*Crataegus*, Flores), getr. und
  50 g Baldrianblüten (*Caleriana officinalis*, Flores), getr. mischen,
  2 TL der Mischung mit 250 ml kochendem Wasser übergießen

  › Tasse neben das Bett stellen, 2 Tr. äth. Geißblattöl (*Lonicera caprifo-lia*, Nature in an bottle) eintropfen und langsam schluckweise trinken

Nachlassen der Sinnesorgane

Oft nicht direkt bemerkt, führt das Nachlassen der Sinnesorgane zu einem oberflächlicheren Schlaf, um unterbewusst schnell auf mögliche Gefahren reagieren zu können. Zu einem tieferen und erholsameren Schlaf verhelfen:

· **Ginkgo biloba D8** (Ginkgo), abends 10 Glob. – erhebliche Morgenmü-digkeit trotz reichlichen Schlafes, dabei Konzentrationsprobleme
· **Gnaphalium comp. Wala**, abends 12 Glob. – Durchschlafstörungen in Verbindung mit Tinnitus, verbessert Gelassenheit gegenüber nächt-lichen Geräuschen
· **Alnus Glutinosa Gemmoextrakt Dr. Koll** (Schwarzerle), abends 10 Tr. – Müdigkeit und Schlafstörungen in Verbindung mit zerebralen Durchblutungsstörungen, Gedächtnisschwäche und geisti-gen *Stromausfällen*
· **Metaginkgo Dil. Meta Fackler**, morgens und mittags jeweils 10 Tr. – Schlafstörungen mit oberflächlichem, leicht störbarem Schlaf; Schwindel, arterielle Durchblutungsstörungen, allgemeine Alterslei-den, Vergesslichkeit und Konzentrationsstörungen

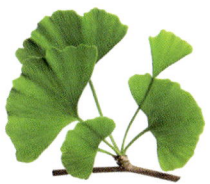 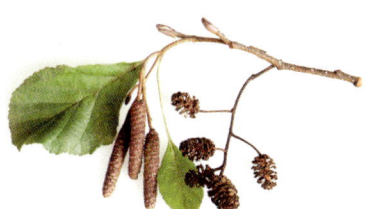

Hohes Seniorenalter (ab 85 Jahre)

Trotz aller körperlichen Altersbeschwerden ist das hohe Senioren-
alter eine Zeit der Zufriedenheit, in der die Zeit des Kämpfens endgültig vorüber ist und man in Ruhe und Dankbarkeit auf sein Leben
zurückblicken kann.

Im hohen Lebensalter nimmt das Risiko zu, aufgrund einer organischen Erkrankung an Schlafstörungen zu leiden, die zudem mit depressiven Symptomen und körperlichen wie seelischen Schmerzen
assoziiert sein können. Schlafmangel gleichen ältere Menschen eher
durch kurze Schlafphasen am Tag aus, wobei übermäßige Tages-
schläfrigkeit Warnzeichen für schwere, noch undiagnostizierte Erkrankungen ist. Auch beachtet werden muss, dass vermehrtes Schlafen tagsüber eine Reduktion des Nachtschlafs zur Folge hat. Um den
inneren Rhythmus nicht zu stören, sollte das Mittagsschläfchen vor
14:30 Uhr abgehalten werden und nicht länger als 20 Minuten dauern.

Angst vor Krankheit und Tod sowie andere psychische Belastungen
können sprichwörtlich den Schlaf rauben; ein einschneidendes, für
den Senioren häufig unaufarbeitbares Erlebnis ist auch ein Umzug
in ein Seniorenheim, der nicht aus eigenem Willen geschehen ist.
Sehr alten Menschen, die sich
bereits weit in ihr Inneres zu-
rückgezogen haben und dort
von einer umfassenden Einsamkeit erfüllt sind, tut es
sehr wohl, wenn sie in einer
geborgenen Umgebung zur
Ruhe und in den Schlaf finden
können. Es sind die gleichen
Abendrituale wie zu Beginn
des Lebens, die besänftigen
und in die Nacht tragen.

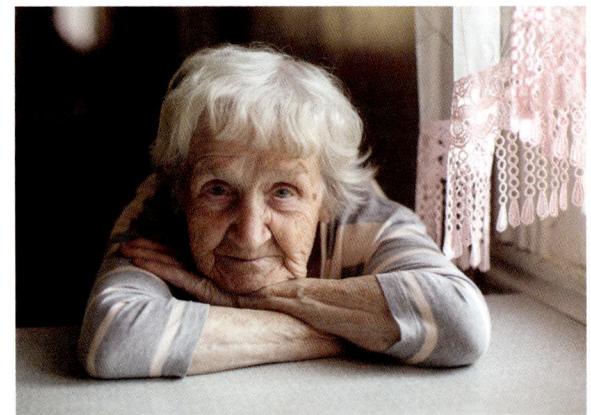

Nächtlicher Harndrang

Bei übermäßiger Störung des Schlafs durch nächtlichen Harndrang unterstützt:

· **Opuntia vulgaris D6 DHU** (Feigenkaktus), 2 x tägl. 5 Glob. – verringert nächtlichen Harndrang
· **Digitalis purpurea D30** (Roter Fingerhut), abends 4 Glob. – nächtlicher Harndrang, der zum Aufstehen nötigt; mit Schwindelgefühl, sobald man sich bewegt
· **Pareira brava F Komplex #2 Nestmann**, 2 x tägl. 10 Tr. – ständiger Harndrang auch nachts mit Entleerung winziger Mengen bei brennendem Schmerz

Für das Seniorenheim

Schlaflosigkeit nach Umzug in ein Seniorenheim:

· **Aurum iodatum Dil** (Goldiodid) **C200**, alle 3 Tage morgens 10 Tr. – Schlaflosigkeit mit unartikulierbaren Beklemmungszuständen, schnellem Puls und heftigem Nachtschweiß infolge von grundlegenden Veränderungen, besonders auch bei dementen Menschen
· **Ignatia C30** (Ignatiabohne), abends 5 Glob. – Schlaflosigkeit und ruheloser Schlaf als Folge emotionaler Erschütterung und durch Kummer
· **Aurum / Lavandula comp. Creme Weleda**, Fußmassage morgens – Aktivierung für das Tageserleben, um im Tagesverlauf müde werden zu können; verleiht Antrieb, den neuen Tag zu begrüßen, sich mit der neuen Umgebung auseinanderzusetzen und sie gegebenenfalls zu erkunden
· **Trennungsschmerz Duftöl** Bahnhofapotheke Kempten als Raumspray (30 Tr. / 100 ml reiner Alkohol, großzügig im Zimmer versprühen)

Früherwachen

Durchschlafstörungen und extremes Früherwachen sehr alter, auch dementer Menschen, auch am Rande des Lebens:

· **Stramonium Dil. C200** (Stechapfel), 10 Tr. bei Bedarf – Schlaflosigkeit aus Angst vor Dunkelheit, fährt schreiend aus dem Schlaf hoch; Folgen von Schreck, auch lange zurückliegendem Missbrauch und Katastrophen, Schlafstörungen bei beginnender oder fortgeschrittener Demenz

· **Weleda Lavendelöl 10 %**, (abendliche) Fußeinreibungen – Einschlafstörungen aus Angst vor dem Kommenden, auch um Menschen den letzten Schritt zum Sterben zu erleichtern

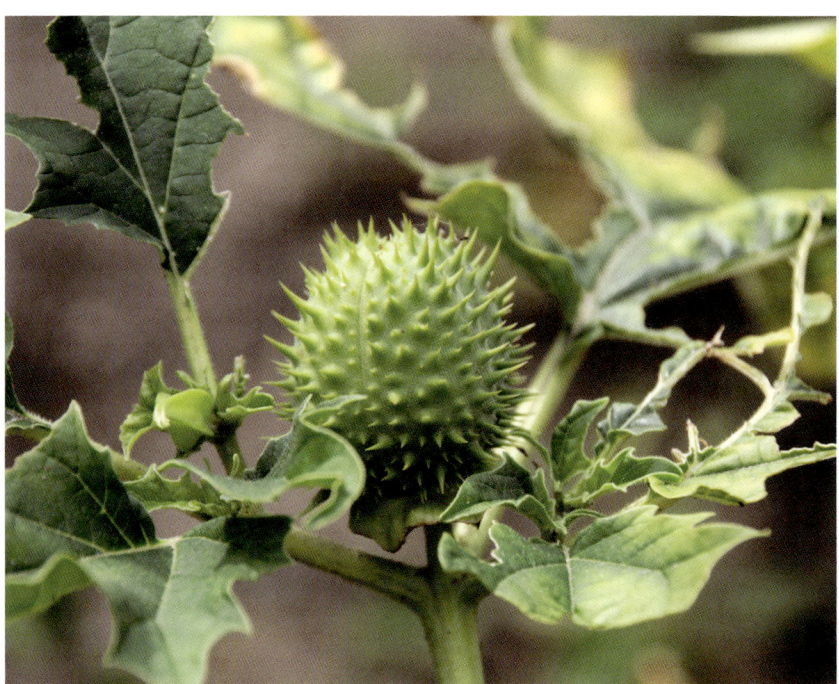

Umwelteinflüsse und ihre Auswirkungen auf den Schlaf

Wie alle Lebewesen stehen wir Menschen in ständigem Stoff- und Energieaustausch mit unserer Umgebung und sind damit umwelt-offen an den Lauf der Natur angebunden. In jeder Lebensphase, so *städtisch* unsere Wohnlage auch sein mag. Den deutlichsten Ein-fluss, wenn auch nicht ganz so ausgeprägt wie bei Murmeltieren oder Braunbären, hat auf unseren Schlaf der Wechsel der Jahreszeiten. **Ganz klar**: Im Hochsommer, wenn während der *Hundstage* genann-ten Hitzeperiode Ende Juli bis Mitte August die Nachttemperatu-ren nicht unter 20 °C sinken, ist der Nachtschlaf häufig von rein der Hitze geschuldeten Schweißausbrüchen begleitet und damit wenig erholsam. Deutlich wird die Veränderung im Schlafrhythmus auch im Frühjahr, wenn die Schlafdauer aufgrund früheren Aufwachens gegenüber der Winterzeit abnimmt (Anderson et al., 1994). Offen-bar hängt die im Vergleich zum Hochsommer um bis zu 2 Stunden verlängerte Winterschlafzeit aber nicht nur von einer vermehrten Produktion des Schlafhormons Melatonin durch kürzere Tageslicht-zeiten ab, sondern darüber hinaus vom Klima. Saisonal höhere Tem-peraturen führen zu späterem abendlichem Schlafengehen (Mat-tingly et al., 2021).

Selbst die Jahreszeit der Geburt scheint sich im Schlafverhalten widerzuspiegeln, Frühjahrsgeborene gehen grundsätzlich meist spä-ter ins Bett als Herbst- und Wintergeborene (Tonetti et al., 2011).

› Frühjahrsmüdigkeit

Als jahreszeitlich bedingt erhöhtes Schlafbedürfnis wird die Früh-jahrsmüdigkeit nicht zu den klassischen Schlafstörungen gezählt, hat dabei aber vermutlich mehr Einfluss auf langfristiges Wohlbe-finden und die Gesundheit als ein paar zu viele durchtanzte Nächte im jungen Erwachsenenalter.

Wenn mit Frühlingsbeginn die Tage wieder länger als die Nächte, und auch die Temperaturen deutlich milder geworden sind, tritt bei vielen Menschen ein Bündel von jährlich wiederkehrenden Symptomen auf: die namensgebende Müdigkeit trotz ausreichender Schlafdauer. Ihre Begleiterscheinungen sind Kreislaufschwäche, Wetterfühligkeit, Gereiztheit und Kopfschmerzen.

Ursächlich dafür ist tatsächlich der Wechsel in die nun wärmere Jahreszeit. Wird die Winterkälte von wärmeren Temperaturen verdrängt, reagiert der Organismus darauf mit einer Weiterstellung der Blutgefäße, als deren direkte Folge der Blutdruck sinkt und man müde wird. Verstärkend auf das kreislaufbedingte Müdigkeitsgefühl wirkt der noch von der dunklen Winterzeit her hohe, nur allmählich absinkende Melatoninspiegel. Dafür steigt nun die Produktion der Hurra-Frühlings-Hormone Endorphin und Serotonin, was zwar glückserfreulich, aber gleichzeitig auch anstrengend ist und damit zusätzlich ermüden kann.

Ein nicht unerheblicher Faktor ist zudem die nun erhöhte Pollenkonzentration in der Luft, ein Grund dafür, dass vor allem Allergiker vom Symptomenkomplex Frühjahrsmüdigkeit betroffen sind. Wesentlich besser als der Müdigkeit nachzugeben ist es, sich viel im Freien aufzuhalten und bei Tageslicht Sport an der frischen Luft zu treiben – oder einfach spazieren zu gehen und sich an der wiedererwachenden Natur zu erfreuen.

Eine entscheidende Rolle für den frischen Start in die warme Jahreszeit spielt die Wiedermobilmachung des Stoffwechsels. Nachdem der Körper im Winter evolutionsbedingt in einer Art Sparmodus gelaufen ist, benötigt er nun eine Runderneuerung in Form von stoffwechselanregenden **Frühjahrskuren**, um die im Gewebe eingelagerten Schlackenstoffe und Stoffwechselendprodukte wieder loszuwerden.

Frühjahrskuren

- Löffelkraut (*Cochlearia officinalis*), Scharbockskraut (*Ficaria verna*) und Brennnessel (*Urtica dioica*) als **Frischkräuter-Frühjahrskur** (Teezubereitungen, Kräuterdips, Kräutersuppen, Pesto) – gegen Frühjahrsmüdigkeit und antriebssteigernd; blutreinigend und entschlackend mit viel Vitamin C, Folsäure, Senfölglykosiden, Mineralstoffen und Eisen
- **Bärlauch als Frischkräuterzubereitung** (*Allium ursinum*), kurmäßig über 3 Wochen – wirkungsvollste Frühjahrskur zur Vermeidung aller Symptome von Frühjahrsmüdigkeit; entgiftet den Körper von Schwermetallen, senkt Blutfettwerte, fördert Blutzirkulation und wirkt prophylaktisch gegen Schwindel
- **Rosmarinhydrolat** (*Salvia rosmarinus*) als Körperumfeldspray vertreibt die ärgste Frühjahrsmüdigkeit und macht Morgenmuffel munter, besonders geeignet bei gleichzeitigen Kopfschmerzen und Wetterfühligkeit
- **Ribes nigrum Gemmoextrakt Dr. Koll** (Schwarze Johannisbeere), 2 x tägl. 10 Tr. kurmäßig ab Mitte Februar für 4 Wochen bei bekannter Allergieneigung – Allergieprophylaxe, verringert Häufigkeit und mildert Symptome allergischer Reaktionen
- **Raumspray Ginster** (20 Tr. äth. Öl Pfrimen-Ginster, Spartium junceum / 100 ml reiner Alkohol), großzügig im Zimmer versprühen – steigert Antrieb bei schlechter Stimmungslage, bei Schlafstörungen, seelischen Tiefs und Frühjahrsmüdigkeit
- **Regenaplex 23e Regena**, 2 x tägl. 12 Tr. – unterstützt den Körper bei allen Formen von Frühjahrsmüdigkeit als Umstellung auf die aktivere Jahreszeit, besonders nach langwierigen Infektionskrankheiten im Winter.

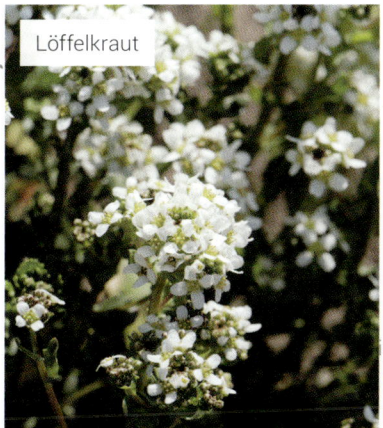
Löffelkraut

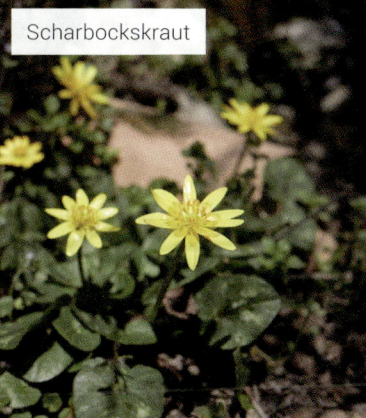
Scharbockskraut

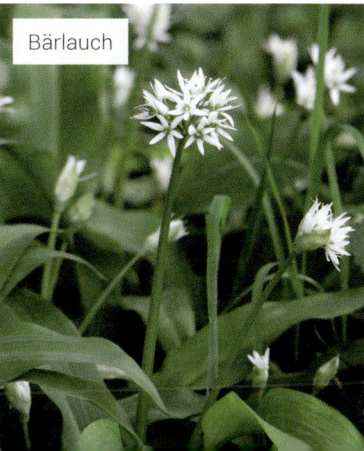
Bärlauch

> Umstellung Sommer- und Winterzeit

Nicht nur Eltern von Babys und Kleinkindern, die sich (zur großen Freude der Familie) gerade erst an einen festen Tagesrhythmus gewohnt haben, sehen der jeweils nächsten bevorstehenden Zeitumstellung mit äußerst gemischten Gefühlen entgegen. Auch wenn der Unterschied zur bislang gewohnten Essens- und Zubettgehzeit ja *nur* eine Stunde beträgt, reagieren viele Kinder darauf mit einer Bandbreite von Erscheinungen wie Schlafstörungen, Appetitlosigkeit und aggressiven Verhaltensweisen. Zeitumstellungen sind purer Stress (Kantermann et al., 2007). Erstaunlicherweise entspricht die Zeitverschiebung von einer Stunde nicht dem rein zeittechnisch eigentlich gleichwertigen, aber kaum belastenden Flug von Mitteleuropa in die Greenwich-Zeitzone (z. B. London) mit ebenfalls einer Stunde Unterschied. An beiden Orten ist nämlich die Anpassung der inneren menschlichen Uhr an astronomische Gegebenheiten wie die saisonale Veränderung der Morgendämmerung exakt gleich. Chronobiologen warnen auf breiter Basis vor den nicht absehbaren Auswirkungen der Zeitumstellung – angefangen von Schlafstörungen über depressive Verstimmungen bis hin zu einem erhöhten Herzinfarkt-Risiko (Sandhu et al., 2014). Im Sinne eines erholsamen Nachtschlafs ist vor allem zu hoffen, dass der chronobiologische Unfug Zeitumstellung bald Geschichte sein wird.

Hilfe bei der Zeitumstellung

Bei Kindern, die bereits vorausgegangene Zeitumstellungen schlecht vertragen haben, hat sich in der Praxis folgende Kurzzeittherapie bewährt:

· **abends**: Argentum/Rohrzucker (Wala), 5 Glob.
· **morgens**: Calendula D3, 5 Glob.
   > Therapiezeitraum: 3 Tage vor bis 3 Tage nach der Zeitumstellung

Einschlafstörungen als Folgen von Umwelteinflüssen

Einschlafstörungen zeigen sich durch eine Einschlafphase von über 30 Minuten, siehe auch Seite 22. Gehen Einschlafstörungen mit viel Umherwälzen und der Suche nach besseren Liegepositionen einher, können sie zuallererst deutlicher Hinweis auf eine schlechte Bett- und/oder Matratzenqualität sein.

› Umweltlärm

Ganz zuverlässig vermögen jegliche Geräusche ein ruhiges Einschlafen verhindern. Während aber ein dauertropfender Wasserhahn als Störquelle schnell entdeckt ist und notfalls durch das Abdrehen des Haupthahns ausfindig gemacht werden kann, sind die Möglichkeiten der eigenständigen Behebung des Umweltfaktors Lärm begrenzt.

Umweltlärm wird generell als der belastendste Umwelteinfluss empfunden, und dabei wird etwa Verkehrslärm durch einen langfristigen Gewöhnungsfaktor oft schon gar nicht mehr wahrgenommen. An seiner Einflussnahme auf den Gesamtorganismus und damit auch auf den Schlaf ändert das jedoch nichts (Goines / Hagler, 2007). Ganz gleich ob der Geräuschpegel von Verkehr, Industrie, Nachtleben oder den bis tief in die Nacht zu wilden Rhythmen tanzenden Nachbarn stammt: Lärm ist gesundheitsschädlich. Neben objektiven Auswirkungen auf die Schlafqualität mit Tagesmüdigkeit und verminderter Leistungsfähigkeit, beeinflusst Lärmbelästigung beim Nachtschlaf den Herzrhythmus und führt durch die vermehrte Ausschüttung der Stresshormone Adrenalin und Cortisol damit zu einem erheblich erhöhten Risiko für Bluthochdruck und Schlaganfälle (Hahad et al., 2018). Auch wenn der Schallpegel unterhalb der Wahrnehmungsgrenze liegt und gar nicht (mehr) gehört wird, niederfrequenter Schall, insbesondere durch Klimaanlagen, Kompressoren und Wärmepumpen, bewirkt eine starke Verminderung der Cortisol-Aufwachreaktion mit zentraler Erschöpfung und Tagesmüdigkeit als unmittelbarer Folge (Persson Waye et al., 2017).

Neben der radikalen und schließlich vielleicht unumgänglichen Möglichkeit eines Umzugs, kann die Wohnqualität entweder durch bauliche Maßnahmen wie Schallschutzfenster, Akustikdämmplatten oder – zumindest übergangsweise und bei eher geringerer Belastungsintensität – durch innenarchitektonische Maßnahmen verbessert werden. Einzelne große Holzmöbel und Zimmerpflanzen als Lärmbarriere, sowie Wohntextilien wie hochflorige Teppiche, schwere Vorhänge und Raumtrenner aus Molton oder Veloursstoff schlucken Geräusche – während große, glatte Flächen wie Fliesenfußböden oder lackierte Schrankwände den Schall zusätzlich reflektieren. Immer geprüft werden sollte, dass sich das Kopfende des Bettes nicht an einer Wand befindet, in der Heizungs- oder Wasserrohre verlegt sind.

Ein **Sonderfall** der Schlafstörungen durch Lärmbelastung ist der schnarchende Partner im Schlafzimmer. Ohrenstöpsel sind für eine Daueranwendung nicht geeignet, da sie den Geräuschpegel nur auf eine nicht mehr hörbare, aber dennoch körperlich belastende Lautstärke herabsenken. Damit bleibt nicht nur die autonome körperliche Stressreaktion bestehen, es kommt zusätzlich eine unbewusste Stresskomponente dazu, nicht mehr hören zu können, was um einen herum geschieht.

Als kurzfristige Lösung, etwa bei temporären Schnarchgeräuschen aufgrund von Erkältungskrankheiten oder vom unausweichlichen Schnarcher im Lager einer Berghütte, sind Ohrstöpsel durchaus das richtige Mittel. Sollen Ohrstöpsel bei fehlender Ausweichmöglichkeit in ein anderes Zimmer längerfristig getragen werden, muss aus Hygienegründen ein individueller Gehörschutz vom Hörgeräteakustiker angefertigt werden, der auch eine wesentlich bessere Passform hat.

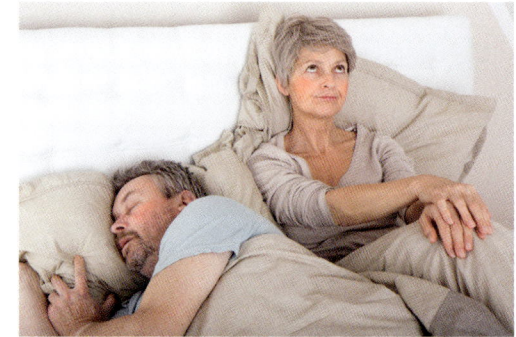

› Licht und Lichtverschmutzung

Genauso wie Umweltlärm ist die globale Lichtverschmutzung durch Straßenbeleuchtung, Leuchtreklamen, Flutlicht und Industrieanlagen ein oft nur schwer vermeidbarer Umwelteinfluss mit weitreichend schlafraubenden und gesundheitsschädigenden Folgen. Dunkelheit wirkt fördernd auf die Ausschüttung des Schlafhormons Melatonin, durch Licht wird sie gehemmt. Auch bei geschlossenen Augen, denn die menschlichen Augenlider sind so durchlässig, dass sie Licht nur in geringem Maße filtern können. Jede Art von künstlichem Licht stört den Schlaf, was sich bereits in einer deutlich verlängerten Einschlafphase zeigt. Insgesamt ist Schlaf durch Licht-Smog weniger erholsam, auch wenn der Schläfer nicht durch den Lichtreiz erwacht. Ausnahme für die Lichtproblematik im Schlafzimmer sind gedämpfte Nachtlichter für kleine Kinder und Menschen in psychisch belastenden Situationen, die Sicherheit und Geborgenheit vermitteln können. Der Gesamtschlaf sollte jedoch auch hier zwingend im Dunkeln stattfinden. Eine spaltbreit offenstehende Türe, durch die die abendliche familiäre Geräuschkulisse unterschwellig wahrgenommen werden kann, ist für Kinder immer besser als ein irgendwann überraschend ausgeschaltetes Nachtlicht.

Im Dunkeln ist der Schlaf am tiefsten. Schlafzimmer sollten abgedunkelt werden können und auch von eigenen Lichtquellen wie Digitalwecker oder Stand-by-Lichtern befreit werden.

Eine besondere und eher neue Rolle im Bereich der Lichtverschmutzung spielen dabei Lichtquellen mit einem hohen Blauanteil wie PC-Bildschirme und Smartphones. Blaues Licht hemmt die Produktion von Melatonin nicht nur direkt, sondern auch noch mehrere Stunden nach der Exposition in erheblichem Maße (Garrison et al., 2011). Bereits die Verwendung von E-Readern vor dem Zu-Bett-Gehen vermindert die Schläfrigkeit und verlängert aufgrund geringerer Melatonin-Ausschüttung die Einschlafphase erheblich (Chang et al., 2015).

Warum nicht vor dem Schlafengehen zum guten alten Buch greifen? Zeigt sich ein Zusammenhang zwischen vielstündiger Bildschirmarbeit an Arbeitstagen, insbesondere mit Videokonferenzen, mit darauffolgenden Einschlafstörungen, kann eine orange getönte Brille mit Blaulichtfilter die Situation maßgeblich verbessern.

Melatonin bei Lichtverschmutzung

- **Johanniskraut** (*Hypericum perforatum*) regt die Melatoninausschüttung im Gehirn an (Murch et al., 2000).
  - › Kurmäßig als abendlicher Tee für 6 Wochen vor dem Schlafengehen getrunken, nivelliert Johanniskraut die Auswirkungen von blauem Bildschirmlicht, so dass sich wieder eine wohlige Schläfrigkeit einstellen kann.

  Achtung: Johanniskraut führt zu verstärkter Lichtempfindlichkeit und erhöht die Gefahr von Sonnenbrand; darüber hinaus kann Johanniskraut die Wirkung von Schilddrüsenmedikamenten sowie von Kontrazeptiva herabsetzen.

Ist Lichtexposition in direkter Schlafumgebung etwa auf Reisen unumgänglich, kann folgende Mischung Empfindlichkeit und Auswirkungen abmildern und für einen ruhigeren Schlaf sorgen:

- Mischung:
  Oxalis acetosella Urtinktur (Sauerklee), 20 ml
  Oxalis acetosella Dil. C200 (Sauerklee), 20 ml
  Magnesium metallicum Dil. D30, 10 ml
  - › Direkt vor dem Schlafengehen 20 Tr. in eine Tasse Herzgespann-Tee (*Leonurus cardiaca*) eintropfen, bei extrem verlängertem Einschlafen oder nächtlichem Erwachen durch Lichteinfall jew. 10 Tr. wiederholen

Tipp: Wer die Vermutung hat, aufgrund von unterschwelliger Licht-verschmutzung nicht schlafen zu können, sollte für mindestens drei Nächte in einem der europäischen Sternenparks/Lichtschutzgebieten übernachten, um dort die vollkommene Dunkelheit und deren Aus-wirkungen auf die Schlafqualität zu beobachten. In Deutschland ist ein Kurzurlaub etwa im Sternenpark auf der Winklmoos-Alm in den Chiemgauer Alpen möglich, in Österreich am Kärntner Glocknerblick bei Großkirchheim und in der Schweiz im Naturpark Gantrisch.

› Warum Ortsveränderungen wachhalten

Wer kennt es nicht: Endlich ist man nach langer Reise am Urlaubs-ort angekommen, eigentlich so richtig müde – und findet nicht in den Schlaf. Am ersten Urlaubstag hält meist die Verarbeitung der neuen Eindrücke länger wach als gewohnt, wofür es sich bewährt hat, be-wusst den Urlaubsbeginn am Abend nochmals Revue passieren zu lassen. Gleichzeitig kommt der *First-Night-Effect* zum Tragen: In der ersten Nacht ist der Schlaf in ungewohnter Schlafumgebung merk-lich beeinträchtigt, da die linke Hirnhälfte als vegetatives Sicher-heitssystem des Körpers zum Schutz vor unbekannten Gefahren in einer fremden Umgebung in einer Art Habacht-Stellung mit außerge-wöhnlich starker Reaktion auf Geräusche verharrt und dabei wacher bleibt als die rechte (Tamaki/Sasaki, 2019). Kleiner Aufwand, große Wirkung: Bereits das eigene mitgebrachte Kissen schafft deutliche Erleichterung und eine wohlige Schlafatmosphäre.

Fehlen auch in den Folgetagen Müdigkeit und Ruhe, um in den Schlaf zu finden, kann es ganz schlicht an zu viel Ruhe und Entspan-nung liegen. Wer im Urlaub morgens vier Stunden länger schläft als gewöhnlich, wird nicht zur gewohnten Abendzeit bettschwer sein.

Selbstverständlich spielen auch die veränderten Umwelteinflüsse bei Schlafstörungen auf Reisen eine erhebliche Rolle, beginnend bei der evolutionär bedingten Empfindlichkeit auf unterbewusst wahr-genommene, fremde Geräusche über die manchmal unvermeidbare

Techno-Disko bis hin zu ungewohnten klimatischen Bedingungen. Entsprechend der Weisheit des heiligen Ambrosius *Wenn du in Rom bist, lebe nach römischer Art!* sollte man bei Auslandsaufenthalten den eigenen Lebensrhythmus an die Landesgewohnheiten anpassen, von der mittäglichen Siesta im Schatten mit spätestmöglichem Abendessen bis hin zu langen weißen Nächten während der Sommersonnwende am Polarkreis.

Eine Sonderform von Einschlafschwierigkeiten bei Ortsveränderung tritt beim Aufenthalt in größeren Höhen aufgrund des wesentlich geringeren Drucks und der deshalb niedrigeren Sauerstoffkonzentration der Luft auf.

Berechnungen nach verlieren untrainierte Personen ab 1.500 m Höhe pro 100 m zusätzlicher Höhe ein Prozent ihrer maximalen Sauerstoffkapazität, bei einem Aufenthalt in 2500 m Höhe über NN entspricht dies 10 % Gesamtverlust (Anslie et al., 2013).

Gerade im Schlaf vermindert sich der Blutsauerstoffgehalt nochmals, wogegen sich der Körper der Wahrnehmung nach schon unterbewusst wehrt, indem er das Einschlafen scheinbar verhindern möchte. Zusätzlich können bereits ab einer Höhe von 1500 Metern die ersten Anzeichen von Höhenkrankheit mit Kopfschmerz und Übelkeit auftreten und den Schlaf nachhaltig beeinträchtigen (Riesen, 2017).

Dabei gehört gerade erholsamer Schlaf zu den entscheidensten Faktoren der Präventionsmaßnahmen von Höhenkrankheit. Basis ist die Aufrechterhaltung des Flüssigkeitshaushalts.

Als Faustregel steigt der tägliche Flüssigkeitsbedarf um 1 Liter pro 1000 Meter zusätzlicher Höhe.

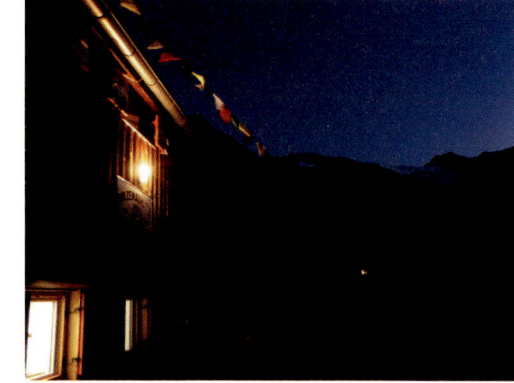

Schlaf auf Reisen

Eine Unterstützung für die beiden Gehirnhälften bei zögerlich abflachendem First-Night-Effect ist:

· **Tropfenmischung**:
  Lycopus europaeus (Wolfstrapp), Urtinktur 50 ml
  Rosenquarz D15 Amp., Wala 30 ml
  › jew. 12 Tr. um 18:00 Uhr, 21:00 Uhr und beim Schlafengehen

Achtung: Wolfstrapp darf in Schwangerschaft, Stillzeit, bei Diabetes oder anderen Stoffwechselerkrankungen nicht verwendet werden

· **Calmedoron**, Weleda (vor dem Schlafengehen 20–40 Tr.)
· **Raumspray Myrrhe** (30 Tr. äth. Myrrhenöl / 100 ml reiner Alkohol), großzügig im Zimmer versprühen

Bei erschwertem Einschlafen auf Reisen zur Unterstützung des Biorhythmus bei veränderten klimatischen Verhältnissen:

· **Alchemilla Comp.**, Ceres mittags und abends jew. 10 Tr.
· **Argentum phosphoricum Dil. D12** (Silberphosphat), 3 x tägl. 8 Tr.

Zusätzlich, v.a. bei Reisen in warme Länder:

· **Capsicum annuum Dil. D12** (Chili), 3 x tägl. 8 Tr.

Schlafbeschwerden beim Aufenthalt in größeren Höhen (ab 1.500 m über NN)

· **Convallaria majalis Dil. D6** (Maiglöckchen), am Spätnachmittag und vor dem Schlafengehen jew. 7 Tr.

Bei zusätzlichen akutem Herzklopfen und Kopfschmerz stattdessen

· **Convallaria majalis Dil. D4** (Maiglöckchen), 10 Tr. im Stundenabstand, bis zu 3 x hintereinander

› Rhythmusverlust durch Jet-Lag

Schwerwiegendster äußerer Einfluss auf den Schlaf, wie er durch den schnellen Wechsel zwischen Zeitzonen provoziert wird, zeigt sich zunächst als Einschlafstörung und manifestiert sich mittelfristig als Durchschlafstörung und Früherwachen. Der als Jet-Lag bezeichnete Eingriff in den circadianen Biorhythmus, wie er infolge von Langstreckenflügen auftritt, beinhaltet darüber hinaus Symptome wie erhebliche Gereiztheit, Schwankungen der Herzfrequenz und Verdauungsprobleme. Jet-Lags nach einmaligen oder seltenen Ereignissen wie Urlaubs- oder Geschäftsreisen sind zwar unangenehm, reagieren aber meist gut auf Behandlung.

Problematisch wird dagegen eine häufige Belastung des Organismus durch Wechsel der Zeitzonen ohne komplette Regenerationsphasen dazwischen, wie etwa bei beruflichen Vielfliegern. Grundsätzlich sind Flüge in Westrichtung unproblematischer, da die innere Uhr bei der Ankunft bereits auf *Nacht* steht und durch die Überbrückung einiger müder Stunden doch noch in den erholsamen Schlaf gefunden werden kann. Flüge in Ostrichtung erschweren dagegen die Anpassung, da dann der späte Abend am Ankunftsort mit dem inneren biochronologischen Tag zusammenprallt. Flugpersonal mit häufigem Wechsel der Zeitzonen sollte seinen Tagesablauf grundsätzlich an der Heimatzeit ausrichten, um langfristige gesundheitliche Folgen wie Herzrhythmusstörungen und eine erhöhte Infektanfälligkeit zu vermeiden. Auch bei sehr kurzen Auslandsaufenthalten sollte der heimische Tagesrhythmus beibehalten werden.

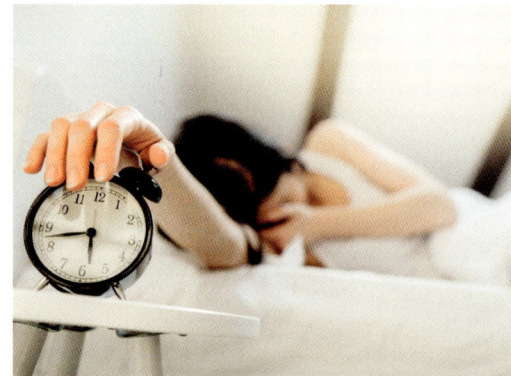

Schlaf trotz Jet-Lag

Prophylaktische Maßnahmen zur Verhinderung starker Jet-Lags:

· Die Reise sollte möglichst ausgeruht angetreten werden

· Vor längeren Auslandsaufenthalten bereits die letzten Tage zuhause den Biorhythmus auf die zu erwartende Verschiebung durch leicht veränderte Schlafenszeiten vorbereiten

· Reichliche Sauerstoffaufnahme und Bewegung im Freien unterstützen bei der Adaption an die neue Zeitzone

· **Nux vomica D6** (Brechnuss), stündlich 5 Glob. in den ersten Stunden nach Auftreten der Beschwerden/als Prophylaxe bei bekannt starker Reaktion auf Zeitzonenveränderungen 1–2 Tage vor der Abreise 1 x tägl. 10 Glob. – Jet-Lag mit Kopfschmerzen, Gereiztheit und Verdauungsbeschwerden

· **äth. Pfefferminzöl** (*Mentha × piperita*), Riechfläschchen bei Bedarf – kurzfristig vitalisierend bei Müdigkeit und Jet-Lag

Zur Regeneration

Bleiben Jet-Lag-Symptome für mehr als eine Woche bestehen, empfiehlt sich eine Regenerationskur:

· **Sauerkirschen** (*Prunus cerasus*) frisch oder als Tiefkühlware, 20 Stk./ Tag für mindestens 2 Wochen – Anregung der Melatonin-Produktion zur Regeneration von Jet-Lag und bei Schlafstörungen, Senkung des Stresslevels

· **Nr. 26 Selenium D12 Pflüger**, 3 Wochen 3 x tägl. 4 Tab. – schlechter Schlaf mit Früherwachen und starkem Herzklopfen durch Jet-Lag

· **Melatonin D4**, 10 Glob. am späten Nachmittag (nicht länger als 2 Wochen)

· **Aurum/Equisetum I Wala**, 3 Wochen 3 x tägl. 10 Glob. – prolongierter Jet-Lag mit erheblicher Stresssymptomatik, Anspannung und erhöhtem Blutdruck

· **Aurum chloratum Dil. D12** (Goldchlorid), 3 Wochen morgens 15 Tr. – übermäßige Müdigkeit nach Jet-Lag mit anhaltend gestörtem Schlaf-Wach-Rhythmus

Bei anhaltenden Beschwerden

Rhythmisierende Therapie bei anhaltenden Beschwerden durch Zeit-
verschiebungen, wenn der Energiestatus abends zu hoch ist, um Schlaf
zu finden, und damit zu erheblicher Morgenmüdigkeit führt.

· **abends**: Sedsano Wulff-Rabe, 20 Tr.
· **morgens**: Aqua maris D3/Prunus spinosa, Summitates D5 aa Weleda,
  1 Trinkampulle
· **Kurmäßig** bis zum Abklingen der Beschwerden, für mindestens 3,
  aber höchstens 6 Wochen

> Schicht- und Nachtarbeit

Wesentlich gravierender als einmalige oder zumindest seltene Verschiebungen der inneren Uhr durch den kurzfristigen Wechsel von
Zeitzonen sind die Auswirkungen jahrelanger Schicht- oder Nachtarbeit.

Besonders belastend sind wöchentl. wechselnde Nachtschichten,
bei denen der Organismus jedes Mal aus der laufenden Gewöhnung
an den verschobenen Biorhythmus ohne Regenerationsmöglichkei-
ten herausgerissen und zwangsweise umgepolt wird.

Grundsätzlich gilt, dass je jünger ein Arbeitnehmer ist, sein Organismus desto verträglicher auf die Belastungen durch Biorhyth-
musverschiebungen reagiert. Dennoch stellen sich selbst bei Menschen zwischen 20 und 30 Jahren bereits nach wenigen Monaten
Schicht- oder Nachtarbeit – neben ersten Einschlafproblemen – Verdauungsprobleme, Kopfschmerzen, Nervosität und Stimmungs-
schwankungen ein. Langfristige Folgen sind eine erhöhte Neigung
zu Herz-Kreislauf-Erkrankungen, die nicht nur am Schlafdefizit
aufgrund des verschobenen Biorhythmus liegen, sondern auch auf
einen verbreitet ungesünderen Lebenswandel wie Rauchen und
Übergewicht sowie ein durch die abweichende Arbeitszeit belastetes
soziales Leben zurückzuführen sind.

Extreme Koffeinzufuhr, um sich während nächtlicher Müdigkeits-attacken wach zu halten, ist überhaupt nicht empfehlenswert, da damit auch der morgendliche Erholungsschlaf beeinträchtigt wird. Um die Nachtschicht bereits ausgeruht zu beginnen, ist es wichtig, sich gedanklich darauf einzustellen, die zur Verfügung stehende Schlaf-zeit zu Erholungszwecken auszunutzen, ohne das Gefühl haben zu müssen, *etwas zu versäumen*. Tagschlaf ist kürzer und oberflächli-cher als Nachtschlaf, dennoch sollte der eingespielte Schlafrhyth-mus gerade von Nachtarbeitern an arbeitsfreien Tagen beibehalten werden, um dem Körper eine weitere Umgewöhnungsanstrengung zu ersparen.

Nach der Nachtschicht

Um nach Nachtschichten gut in den Schlaf zu finden, muss am Nach-hauseweg helles Sonnenlicht vermieden werden. Im Sommer durch eine dunkle Sonnenbrille, die leichte Mahlzeit zuhause sollte ebenfalls bei ge-dimmtem Licht erfolgen und zum Schlaf müssen schließlich Vorhänge und Rollläden geschlossen werden. Ein leichtes und zügiges Einschlafen befördern entspannende Kräutertees:

- **Lavendel** (*Lavandula angustifolia*) – Beruhigungsklassiker und Nerven-Tonikum bei Schlafstörungen durch Erschöpfung und Überreizung
- **Hafer** (*Avena sativa*) – Schlafstörungen und gestörter Schlaf-Wach-Rhythmus durch nervöse Erschöpfungszustände mit motorischer Un-ruhe oder der Unfähigkeit, geistig abzuschalten
- **Baldrian** (*Valeriana officinalis*, Radix) – beruhigend bei Schlaflosigkeit durch sensitive Wahrnehmung in der Dunkelheit und einen gestörten Tag-Nacht-Rhythmus z. B. als Folge von Nachtarbeit

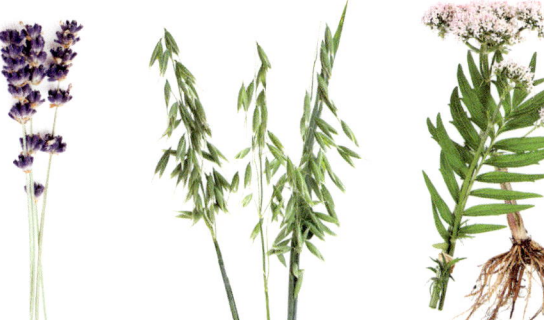

Als heilkundliche Ergänzung bei schwerem Einschlafen nach Nachtschichten eignet sich

- **Piper methysticum D5** (Rauschpfeffer), bei Bedarf 20 Glob. beim Zu-Bett-Gehen – Einschlafstörungen und Schlaflosigkeit in der Folge von Erschöpfung, Stress und durch Schichtarbeit bedingt
- **Citrus vulgaris Dil. D200** (Zitrone), bei Bedarf 10 Tr. beim Zu-Bett-Gehen – Schlafstörungen durch Nervosität mit Übelkeit, Schwindel bei sensiblen Menschen als Folge von übermäßiger abendlicher oder nächtlicher Aktivität und Elektrosmog; wenn man nicht in den Schlaf finden kann aus Angst etwas zu versäumen
- **Malachit D5 Trit.** (ApoWelis Rezeptur 4636) Apotheke an der Weleda Schwäbisch Gmünd, bei Bedarf 3 Msp. beim Zu-Bett-Gehen – ruhige Einschlafstörung mit schwieriger Ablösung vom Tagesgeschäft (ergänzend dazu: Einreibungen auf den Nieren mit Kupfersalbe Rot, Wala)
- **Belladonna Dil. D30** (Tollkirsche), kurmäßig für 3 Wochen mit jeweils 3 Wochen Pause dazwischen 2 x tägl. 5 Tr. – Störungen des Schlaf-Wach-Rhythmus mit schwerem Aufwachen und Einschlafstörungen, bei dem man im Moment des Einschlafens vor Mitternacht wieder wach wird

Den Biorhythmus stärken

Ist nach langfristiger Schicht- oder Nachtarbeit der Biorhythmus so verschoben, dass bei einer Lebensführung im normalen Tag-Nacht-Rhythmus auch nach 3 Monaten noch erhebliche Ein- und auch Durchschlafstörungen auftreten, kann dies mit einer rhythmisierenden Therapie behandelt werden:

- **abends**: **Calmedoron Streukügelchen, Weleda**, 15 Glob. oder **Belladonna D6** (Tollkirsche), 15 Glob. – bei ausgeprägtem Auffahren aus dem Einschlafvorgang
- **morgens**: **Solunat #2 Aquavit**, 10 Tr.

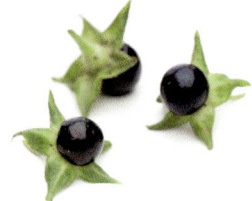

Durchschlafstörungen als Folge von Umwelteinflüssen

Durchschlafstörungen zeigen sich durch ein mehr als 12-maliges Aufwachen während des Nachtschlafs oder die vollständige Unmöglichkeit des Wiedereinschlafens nach nächtlichem Erwachen, siehe auch Seite 22. Gehen Durchschlafstörungen aufgrund äußerer Einflüsse bereits mit Einschlafstörungen einher und können seelische Belastungen oder organische Beschwerden ausgeschlossen werden, sollte der Schlafplatz auf Licht- und Lärmexposition überprüft werden. Möglicherweise ist auch einfach die Matratze vollkommen durchgelegen.

› Schlafbeschwerden in Abhängigkeit vom Mondstand

Der Zusammenhang von Schlafqualität und Mondphasen, insbesondere eine Verschlechterung derselben bei Vollmond, ist den meisten Menschen hinlänglich aus eigener Erfahrung bekannt. Auch wenn der Zusammenhang noch Ende des 20. Jahrhunderts von wissenschaftlicher Seite her vehement bestritten wurde.

Neuere Studien weisen inzwischen eine deutliche Beziehung zwischen Mond und Schlaf aus. Erstaunlicherweise ist der Nachtschlaf bei Vollmond sogar länger als während anderer Mondphasen (Krebs, 2010), dafür aber qualitativ schlechter und mit einem verstärkten Traumerleben. Je stressiger der Alltag, umso stärker wirken sich die Mondphasen auf den Schlaf aus.

Mondphasen als biologischer Taktgeber sind übrigens auch bei Plankton in der vollkommen stockfinsteren Tiefsee zu beobachten (Haren, 2007), was damit die reine Einflussnahme des helleren Vollmondlichts ausschließt.

Erfahrungsgemäß treten Durchschlafstörungen in Bezug auf den Mondstand besonders häufig bei Menschen auf, die nachts geboren sind.

Abendliche Beifuß-Honig-Bäder

entspannen den durch Leichtschlafphasen angeregten Geist und lassen das Traumleben leichter verarbeiten:

- 20 g Beifuß (Artemisia vulgaris) mit 2 l Wasser aufkochen, 3 Minuten köcheln lassen und in ein Vollbad eingießen
- 15 Tr. äth. Öl Rosen-Geranie in 250 ml Sauerrahm eintropfen lassen und dem Badewasser zugeben
  - › Badedauer maximal 20 Minuten bei einer Wassertemperatur zwischen 32 und 35 °C

Nachts geborene Menschen

Nicht nur bei nachts geborenen Menschen verbessert Silber Einschlafbereitschaft und Schlafqualität

- **Argentum metallicum praeparatum Trit. D6 Weleda**, kurmäßig 6 Wochen lang beginnend bei Neumond ½ Std vor dem Zu-Bett-Gehen 1 Msp. Verstärkt wird die Wirkung, wenn die Trituration in einen Becher angewärmte Schafsmilch eingerührt wird.

Mond und Schlaf

Abgeflacht wird die Reaktion auf Vollmond durch eine während drei kompletten Mondzyklen durchgeführte rhythmische Therapie:

- **abends bei zunehmendem Mond**: Argentum metallicum praeparatum Trit. D6 Weleda, ½ TL
- **morgens bei abnehmendem Mond**: Phosphorus Dil. D15, 10 Tr.

Unterstützt wird das verbesserte Einschlafen und sanftere Erleben von Traumphasen bei erhöhter Mondempfindlichkeit von:

- **Bryophyllum Argento cultum Rh D2 Weleda**, 15 Tr. direkt vor dem Schlafengehen. Bei nächtlichem Erwachen durch (Alb-) Träume kann eine Wiederholung der Einnahme das Wiedereinschlafen wesentlich verbessern

Bei Empfindlichkeit gegenüber Vollmond und anderen spezifischen Mondphasen wirken abendliche Massagen mit Melissenöl:

- jeweils 3 Tage vor bis nach unangenehmer Mondphase beidseits auf Schulterhöhe in der Mitte zwischen Wirbelsäule und Schultergelenk, sowie am rechten Unterbauch oberhalb des Blinddarmareals einmassieren
- zusätzlich vor dem Schlafengehen 1 Tasse Melissentee mit 8 Tr. Silicea Dil. D12

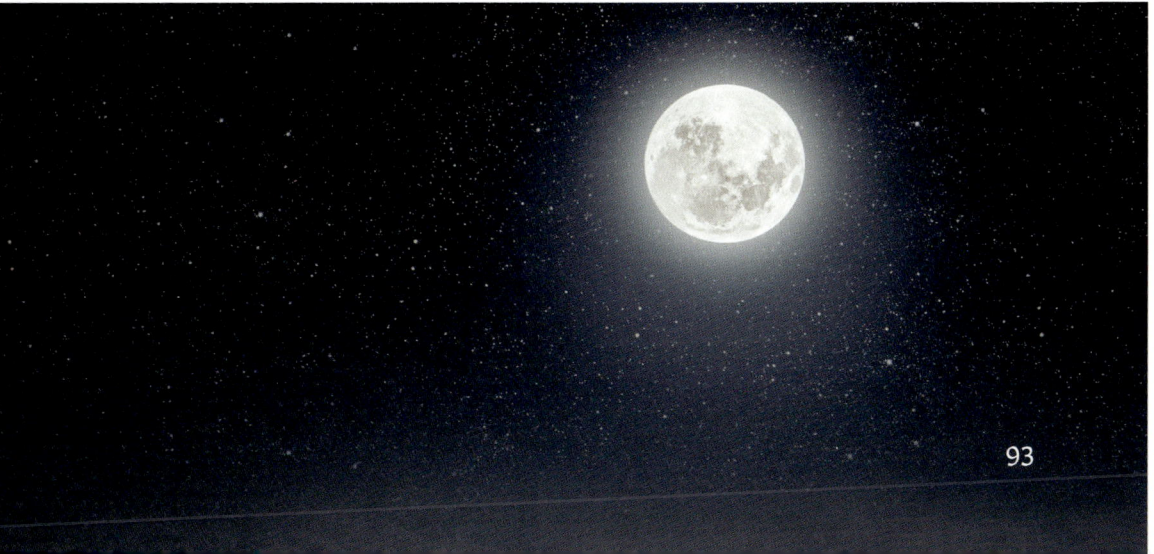

> Geopathischer Stress und Elektrosmog

Katzen sind bekannterweise kluge Wesen und lassen sich deshalb heute genauso wenig wie vor Tausenden Jahren von der Diskussion um die Seriosität hinsichtlich eines Zusammenhangs zwischen Schlafplätzen und Wasseradern beeindrucken. Bevorzugt legen sie sich dort zur Ruhe, ganz gleich ob heimischer Stubentiger oder Waldbewohner Luchs. Der jahrzehntelange Zweifel von wissenschaftlicher Seite an der Existenz regionaler Bereiche mit Auswirkungen auf den Organismus liegt vermutlich in der Tatsache begründet, dass die Darstellung von Auswirkungen geopathischer Störfelder durch technisch-physikalische Methoden kaum möglich ist und Nachweise vornehmlich durch traditionelle Methoden wie Rutengehen oder Pendeln erbracht werden.

Erst in den letzten Jahren konnten in Studien Schlafstörungen und Krankheiten bei Personen beschrieben werden, die sich für einen bestimmten Zeitraum an geopathologisch belasteten Orten aufgehalten hatten (Convocar, 2012), für die der Begriff *geopathische Stresszone* geprägt wurde. Organische Auswirkungen konnten dabei in kausalen Zusammenhang mit geologisch-physikalischen Verhältnissen gebracht werden, Ähnliches beschreibt das inzwischen von der WHO klassifizierte *Sick-Building-Syndrom* (SBS).

Typischer Hinweis für den Schlaf an geopathischen Stresszonen sind Durchschlafstörungen und häufiges Aufwachen mit dem Gefühl von Kribbeln und Taubheit in den Extremitäten, Steifigkeit im Bewegungsapparat und in Extremfällen morgendlichen Migräneattacken. Langzeitfolgen reichen von Verhaltensauffälligkeiten bei Kindern über Herzrhythmusstörungen bis hin zu hormonellen Erkrankungen und Präkanzerosen (Dharmadhikari, et al., 2011). Erstaunlicherweise scheinen auch Mikrochips und Maschinen von geopathologischen Feldern nachhaltig gestört zu werden (Poddar/Rana, 2014).

Natürliche Ursachen geopathischer Störfelder sind die als Wasser-adern bekannten unterirdischen Wasserläufe, geologische Erd-verwerfungen durch Felsspalten, übereinanderliegende Platten, Mineralien- oder Erzeinlagerungen sowie natürliche Radioaktivi-tät, die im deutschsprachigen Raum durch das erdgebundene Edel-gas Radon insbesondere über Mittelgebirgen aus Granitgestein wie Schwarzwald, Bayerischem Wald und Fichtelgebirge oder dem öster-reichischen Wald- und Mühlviertel hervorgerufen wird. Eine erste Einschätzung erlaubt der Blick in geologische Karten, die Radon-Be-lastung kann durch ein Radon-Exposimeter genanntes Messgerät in einer 12-monatigen Dauermessung ermittelt werden. Das vollkom-mene Ausschalten geopathischer Stressbelastungen durch bauliche Maßnahmen ist nur in begrenztem Umfang möglich, bei erhöhten Radon-Werten kann etwa durch die konsequente Abdichtung von Rissen und Fugen in der Bodenplatte und sehr häufiges Lüften eine Senkung der Messwerte erreicht werden.

Elektromagnetische Strahlung erzeugt eine besonders intensive Form von geopathischem Störfeld. Neben offensichtlichen Hoch-spannungsleitungen, unter denen einem besonders bei feucht-schwü-len Temperaturen bereits im wahrsten Sinne des Wortes die Haare zu Berge stehen können, stammt diese vor allem von infrastrukturellen Anlagen wie Bahnschienen, Mobilfunkanlagen und Umspannwer-ken, zuhause von elektrischen Geräten im Stand-by-Modus, W-Lan und nicht abgeschirmten Elektroleitungen. Durch den Einfluss von Elektrosmog zeigt sich ein ähnliches Bild von Schlafstörungen wie bei natürlichen Störfeldern, allerdings in einer deutlich schneller bemerkbaren und wesentlich höheren Intensität. Nachgewiesen ist zudem eine negative Beeinflussung der Gehirndurchblutung, der Spermienqualität und des Immunsystems mit einer erheblichen Aus-bildung von oxidativem Zellstress (Marshall / Rumann Heil, 2017). Elektrische Verbraucher und Stromfluss in den Leitungen können durch einfache, vorgesteckte Netzfreischalter abgeschirmt werden.

Herkömmliche Wecker statt des Smartphones reduzieren hochfrequente Strahlung im Schlafzimmer.

Hausmittel wie kreisförmig ausgelegte Mistelzweige oder Ähnliches zeigen leider keine Wirkung auf, ebenso wenig wie manchmal empfohlene Kupferringe unter den Betten. Diese führen vielmehr genauso wie große Stahlfedern in Federkernmatratzen und Boxspringbetten, aber auch rund um den Schlafplatz verlegte Wasser- und Heizungsrohre, zu einer erheblichen Verstärkung. Spaltenfrei als Nut- und Federverbindung oder im Kreuzverbund verlegte Wandvertäfelungen und Holzböden aus Lärchenholz bewirken dagegen einen leichten Abschirmeffekt (Pauli / Moldan, 2008).

Bester Schutz vor den Folgen geopathischer Zonen ist die Vermeidung, oft kann dies bereits im ganz kleinräumigen Bereich durch das Verrücken des Bettes erreicht werden. Wer die Wohnung mit Hund oder Katze teilt, ist gut beraten, auf deren bevorzugte Schlaforte zu achten. Katzenlieblingsorte befinden sich tendenziell gerne auf geopathischen Zonen, wogegen Hunde diese Orte meiden.

Für erholsamen Schlaf

Therapiekonzept bei anhaltenden Schlafstörungen aufgrund von elektromagnetischen Feldern, Verwerfungen oder Wasseradern:

- **morgens**: Prunus spinosa, Summitates Rh D3, Weleda 10 Tr.
- **abends**: Tropfenmischung:
  Galium verum Urtinktur, 20 ml, Hedera helix Dil. D30, 20 ml,
  Kalium chloratum Dil. D6, 10 ml
  › 10 Tr. vor dem Schlafengehen

Der Speisepilz *Totentrompete* (*Craterellus cornucopioides*) hat eine starke antioxidative Wirkung in Bezug auf elektromagnetische Strahlung (Yang et al., 2018) und sollte daher als therapeutische Ergänzung in die Ernährung eingebaut werden

› Schimmel im Schlafzimmer

Die mehr als 100 verschiedenen Arten von Schimmelpilzen in Innenräumen bewirken bei Berührung oder Einatmung Vergiftungserscheinungen, allergische Reaktionen und führen zu einer erniedrigten Sauerstoffsättigung im Blut. Schimmelbefall von Wohnräumen gehört nicht nur zu den größten Risikofaktoren für Atemwegserkrankungen, sondern führt auch zu Durchschlafstörungen mit begleitendem Schnarchen und Früherwachen, oft mit verschwommenem Sehen (Wang. J. et al., 2020).

Leider ist neben dem Badezimmer gerade das Schlafzimmer der anfälligste Raum für Schimmel im Haus. Begünstigt wird die Entwicklung von Schimmelsporen von hoher Luftfeuchtigkeit bei mild-kühlen Temperaturen.

Im Schlafzimmer selbst sorgen nicht nur Wäscheständer oder Aquarien, sondern auch Topfpflanzen und die Schläfer selbst mit einer Verdunstungsrate von rund einem Liter Wasser pro Nacht für eine hohe Luftfeuchtigkeit. Vor allem Polsterbetten müssen deshalb regelmäßig gelüftet und getrocknet werden. Wird das Schlafzimmer über die warme Luft der umliegenden Räume beheizt, kann die damit kühlere Schlafzimmerluft nur wenig Luftfeuchtigkeit aufnehmen, was zu Kondensation an den Außenwänden führt.

Als **Grundregel** gilt, dass sich auch Außenwände von Wohnräumen nicht kalt anfühlen dürfen und Möbel nicht näher als 10 Zentimeter angerückt werden dürfen.

Als **Schimmelprophylaxe** ist regelmäßiges Stoßlüften im Winter noch wichtiger als im Sommer, da dann die trocken-kalte Außenluft besonders viel Feuchtigkeit aus Raumluft aufnimmt.

Leider zeigt sich Schimmelbefall nicht immer zwingend als schwarzer Belag – eventuell auch verborgen unter Tapeten, Teppichen oder Möbeln, sondern kann für das menschliche Auge unsichtbar sein. Bei Verdacht auf Schimmelbildung können selbst unkomplizierte Schimmelschnelltests mit standardisierten Test-Kits durchgeführt werden, teurer, aber sehr effektiv.

*Jegliche Schimmelpilze müssen
sofort beseitigt werden.*

Als *Vorreinigung* dafür Haushalts-Spiritus im Verhältnis 3:1 mit Wasser verdünnen, drei Mal hintereinander auf befallene Flächen aufpinseln und trocknen lassen, danach mit Zimtessenz (40 Tr. äth. Zimtöl auf 90 %igen Alkohol) einsprühen. Bei der Schimmelentfernung unbedingt eine FFP3-Schutzmaske und Schutzhandschuhe tragen, Arbeitskleidung nach der Schimmelentfernung umgehend bei mindestens 60 °C gründlich waschen.

Sind Wände, Decken, Böden und sogar noch Einrichtungsgegenstände von Schimmel betroffen, hilft nur noch fachgerechte Sanierung und Entsorgung.

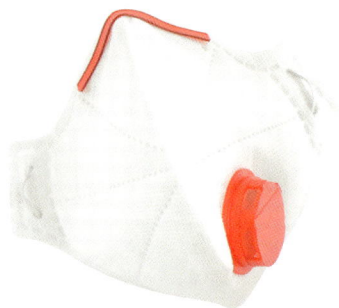

Entgiftung und Regeneration von Schimmelsporen

- **3 EL Kreuzkümmel** (*Cuminum cyminum*) in beschichteter Pfanne anrösten, leicht abkühlen lassen und 100 ml Olivenöl zugeben; 15 Minuten ziehen lassen, Kümmelöl nicht abgeseiht abfüllen
  > 1 x tägl. 1 TL

- **Entgiftende Tropfenmischung:**
  Allium sativum (Knoblauch) Urtinktur, 20 ml
  Curcuma longa (Kurkuma) Tinktur, 20 ml
  Zincum aceticum (Zinkazetat) Dil. D7, 10 ml
  > 3 Wochen 2 x tägl. 7 Tr.

- **Inhalation** mit äth. Eichenmoosöl (10 Tr. auf 2 l heißes Wasser)
  > 2 Wochen lang morgens nach dem Erwachen

Ergänzend bei Schimmelneigung in Schlafräumen

- **Duftstein** abends vor dem Schlafengehen mit 5 Tr. äth. Eichenmoos- oder Zimtöl betropfen
- **Efeu als Zimmerpflanze** filtert innerhalb von zwölf Stunden 78 % der vorhandenen Schimmelsporen aus der Raumluft (Lee/Kang, 2015)

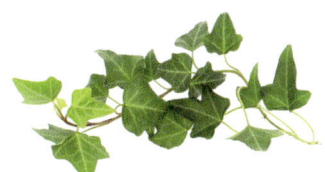

› Übermäßige Reaktion auf Außenreize

Treten Durchschlafstörungen regelmäßig uhrzeitgebunden auf, ist dies entweder Symptom einer zugrunde liegenden Erkrankung (siehe ab Seite 142) oder es wird von regelmäßig auftretenden Störungen ausgelöst.

Manchmal offensichtlich wie der nächtliche Stundenschlag von Kirchenglocken, manchmal aber auch nur ganz unterschwellig wie das Anspringen des Heizkreises oder der Milchlaster auf seiner frühmorgendlichen Sammelrunde.

Uhrzeitgebundene Durchschlafstörung

· **Blühender Jasmin** (*Jasminum officinale*) als Schlafzimmerpflanze entspannt in Wahrnehmung und Verarbeitung von bekannten, turnusmäßig auftretenden nächtlichen Geräuschen und erleichtert beim Aufwachen das Wieder-in-den-Schlaf-Finden (Chamine/Oken, 2016)

Dazu mildert eine extreme Sensibilität auf unvermeidbare nächtliche Geräusche:

· **Asarum Europaeum Dil. C200**, (Haselwurz) 3 Wochen lang jew. am Montag 10 Tr. vor dem Schlafengehen – wenn Störungsanfälligkeit besonders in als anstrengend empfundenen Zeiten auftritt
· **Nux vomica Dil. C200**, 3 Wochen lang jew. am Montag 10 Tr. vor dem Schlafengehen – wenn nicht nur Kirchenglocken, sondern auch das Ticken des Weckers als unerträglich empfunden werden
· **Quarz Trit. D10 Weleda**, 4 Wochen lang morgens und abends 1 Msp. – wenn das Erwachen immer von schreckhaftem Auffahren begleitet ist und bei Erschöpfungszuständen auftritt

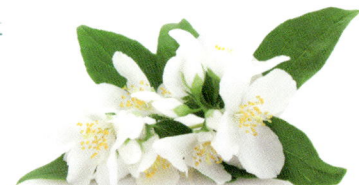

Innere, seelisch-geistige Stressoren und ihre Auswirkungen auf den Schlaf

Während Schlafstörungen aufgrund von Umwelteinflüssen zumeist eindeutig identifiziert und durch konsequente Vermeidung oder Beseitigung behoben werden können, sind innere Konflikte und Stressoren als Schlafbelastungen weder leicht erkennbar noch unverzüglich vermeid- oder abstellbar. Und auch wenn die auslösenden seelischen Konflikte und grundlegenden psychosozialen Belastungen eigentlich bekannt wären, werden genau diese häufig verdrängt, so dass der Grund des belasteten Schlafs nur schwierig auszumachen ist.

Grundsätzlich verbessert jede Maßnahme zur Steigerung der psychischen Resilienz den Umgang mit inneren Stressoren, nicht nur in Bezug auf deren Auswirkungen auf den Schlaf.
· **Kurzfristige Freudemomente bewusst zulassen** – auch wenn ein blauer Brief von der Schule angekommen ist, darf der Sonnenuntergang schön sein.
· **Vor Konflikten nicht fliehen**, sondern versuchen, sie in Chancen zu positiven Veränderungen umzuwandeln; hilfreich sind oft die Meinungen und die Unterstützung von Dritten.
· **Anhand situativer Fallbeispiele Gelassenheit gegenüber ärgerlichen Situationen trainieren**, zum Beispiel indem man sich konkret vornimmt, sich einen Monat lang nicht über Socken unter dem Wohnzimmertisch zu ärgern.
· **Aktiv Stresshormone abbauen**, durch Sport und viel Bewegung an der frischen Luft.
· **Mit Powerübungen das Selbstvertrauen stärken**, etwa sich aufrecht vor einen Spiegel stellen und erst fünf, dann sieben und immer mehr eigene Stärken laut aufzählen, erst kleine und dann größer werdende Ziele festlegen, mit deren Erreichen auch jeweils das Vertrauen in das eigene Selbst wächst.

Resilienzbausteine des seelischen Immunsystems sind Selbstvertrauen, Optimismus, Zukunftsorientierung und Erholung.

Je nachdem, ob ein innerer Stressor auf nicht greifbare innere Konflikte oder seelische Beschwernisse mit objektiven Einflussgrößen zurückzuführen ist, zeigen sich die Belastungen als Ein- oder Durchschlafbeschwerden. Naturheilkundliche Heilmittel können dabei unterstützen, seelische Belastungen zu erkennen, mit ihnen umzugehen und ihre Auswirkungen zu mindern. Zur vollständigen Verarbeitung ist aber immer die direkte Auseinandersetzung mit dem grundlegenden Konflikt, notfalls mit therapeutischer Unterstützung notwendig. Auch hierfür bietet die Naturheilkunde eine ideale Begleitung.

Einschlafstörungen als Folgen von inneren, seelisch-geistigen Stressoren

Einschlafstörungen zeigen sich durch eine Einschlafphase von über 30 Minuten. Um für das entspannte Hinübergleiten in den körperlichen Schlaf bereit zu sein und damit wach und aufnahmebereit für das Seelenreich zu werden, muss man beim Einschlafen mit der Welt im Reinen sein. Seelische Belastungen verhindern dies in hochgradiger Weise.

› Antizipierende Ängste

Es bewusst zuzulassen, dass sich die Seele aus dem wachen Hier und Jetzt löst, bedarf der Entspannung und des Vertrauens. Das Einschlafen ist ein Moment, der durch absichtsloses Erwarten herbeigeführt werden muss, was bei seelischer Unruhe und Sorgenandrang nicht möglich ist, auch weil dabei vermehrt schlafverhindernde Stresshormone ausgeschüttet werden. Handelt es sich allerdings um ein akutes Problem, das umgehender Klärung bedarf, ist es wesentlich besser nochmals aufzustehen und die kreisenden Gedanken zu Papier zu bringen, als sich einem gefühlt unendlichen Gedankenkarussell auszusetzen. Vor allem Menschen in seelischen Krisen und zu Beginn seelischer Erkrankungen sind von Einschlafbeschwerden im Themenkomplex von antizipierenden Ängsten, furchtsamen Erwartungen und Schuldgefühlen als innere Konflikte betroffen. Einen besonderen Stellenwert hat der begleitende Einsatz von Duftstoffen, die immer vor dem Einschlafen eingesetzt den Körper nach einer gewissen Zeit entsprechend programmieren, schneller zur Ruhe zu kommen (Lillehei/Halcon, 2014).

Hörbücher, meditative Fantasiereisen und sich selbst vorgesungene Schlaflieder können die Gedanken in angenehmere Richtungen schweifen lassen, gar nicht empfehlenswert ist es dagegen, den Fernseher als Einschlafhilfe zu verwenden. Auch wenn die mediale Berieselung erst einmal von eigenen Sorgen abzulenken scheint und häufig durchaus ermüdend wirkt, führt das Blaulicht des Bildschirms zu einer Verringerung des Schlafhormons Melatonin und die flimmernden Bilder zu einer nachhaltigen Beeinträchtigung der Gehirnströme. Warum nicht einmal den Fernseher Fernseher sein lassen und sich während des Einschlafens selbst bunte, schöne und fröhliche Geschichten ausdenken oder schöne Ereignisse vor dem inneren Auge wieder aufleben lassen?

Bei Zukunftssorgen und Ängsten

Einschlafstörungen durch Zukunftssorgen und Ängste müssen zwar zwingend bearbeitet werden, während Einschlafphasen können sie aber sicherlich niemals gelöst werden. Bereits die Verinnerlichung dieses ganz simpel wirkenden Prinzips kann eine deutlich verbesserte Einschlafruhe schenken. Als Unterstützung eignen sich folgende Heilmittel:

· **Solunat #14 Polypatik**, abends 15 Tr. – Einschlafstörungen mit psychischen und nervlichen Unruhezuständen

· **Conchae D30 Trituration Weleda**, (Austernschalenkalk) bei Bedarf ½ TL zum/nach dem Zu-Bett-Gehen – unterstützt dabei, die Gedanken beim Einschlafen in eine gewollte Richtung schweifen zu lassen

· **Echter Steinklee** (*Melilotus officinalis*), im Schlafzimmer beim Zu-Bett-Gehen 1 Tasse Aufguss, ungesüßt – für friedvolle Stimmung und wohligen Schlaf, kann die Seele wieder in Balance bringen

· **Zitronenmelisse** (*Melissa officinalis*) als Abendtee – Schlaflosigkeit in psychisch belastenden, zwischenmenschlichen Situationen, besonders bei sensiblen, zartfühlenden Menschen

· **Aurum muriaticum natronatum Dil. C300**, (Gold-Natriumchlorid) 3 x wöchentl. morgens 10 Tr. – Schlaflosigkeit durch starke Schuldgefühle und Zukunftssorgen, besonders in Bezug auf die Erfüllung seiner Verantwortung im Leben; auch bei Schlaflosigkeit durch Verlassenheitsgefühle, enttäuschte Liebe und langanhaltende Trauer über sehr frühen Tod der Eltern

· **Opium Dil. D12**, (Schlafmohn) kurmäßig 6 Wochen abends 7 Tr./bei Einzelereignissen 1 x 15 Tr. – Schlaflosigkeit aufgrund von Schuldgefühlen und Schreckensreaktionen

· **Thuja C30 Glob.**, (Lebensbaum) 3 Tage 3 x tägl. 7 Glob. – Einschlafstörungen mit ungreifbaren sorgenvollen Gedanken, bringt an den Tag, was im Nebel des Grübelns verborgen ist

· **Lavendel-Raumspray** (20 Tr. äth. Lavendelöl (*Lavandula angustifolia*, Lavendel fein) / 100 ml reiner Alkohol, beim Schlafengehen im Zimmer versprühen)

- **Handmassage**, um Sorgengedanken für das Einschlafen loslassen zu können:

  2 Tr. äth. Lavendelöl (*Lavandula angustifolia*, Lavendel fein)

  2 Tr. äth. Sandelholzöl (*Santalum spicatum*)

  2 Tr. äth. Neroliöl (*Citrus × aurantium*)

  in 10 ml Mandelöl eintropfen, gut schütteln und

  › jeweils 4 Tr. der Mischung mit deutlichem Daumendruck in beide Handflächen einmassieren

Um eine grundlegende Entspannung herbeizuführen, eignet sich ein heiß-feuchter Nackenwickel:

› Kleines Handtuch in handheißem Wasser tränken, leicht auswringen und auf Nacken und Schulterpartie auflegen; Wollschal oder großes Handtuch darüberlegen und warten, bis sich wohlige Wärme im Schultergürtel ausbreitet; Wickel abnehmen und gleich ins Bett gehen.

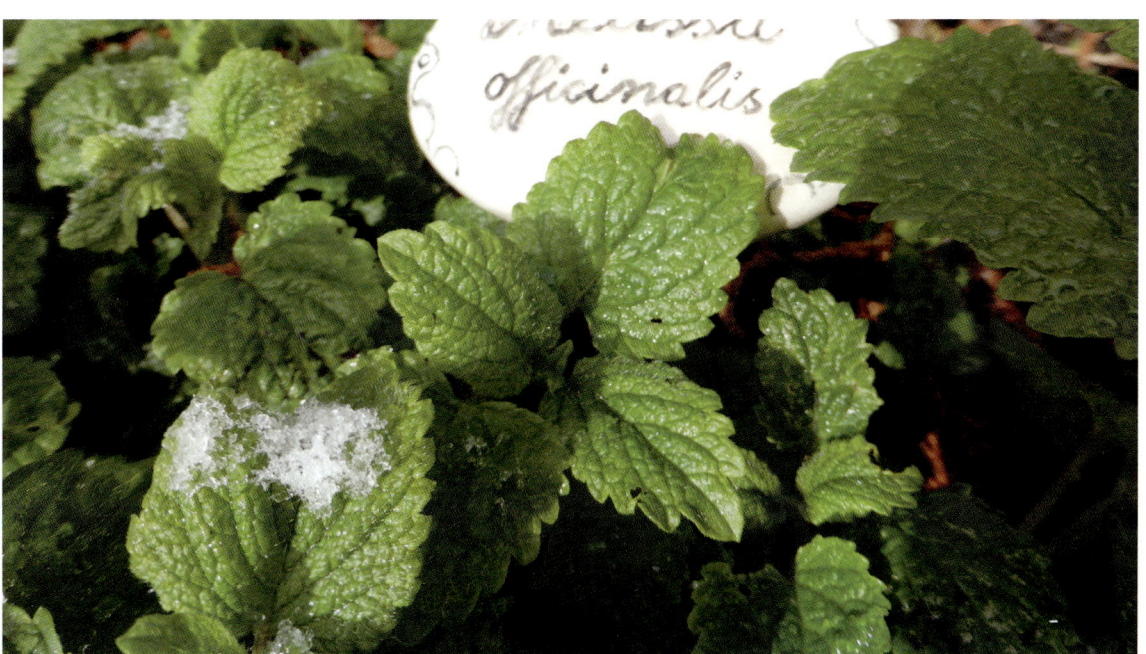

› Einschlafängste

Angst vor dem Schlaf als Wesenszustand zeigt sich dadurch, dass der Schlaf bereits gefunden zu sein scheint, der Geist aber im letzten Moment scheinbar zurückschreckt und man mit einem Schlag wieder hellwach ist.

Häufig hängen diese Beschwerden mit der Angst vor Krankheit und Tod zusammen, davor, aus dem abwesenden Bewusstheitszustand nicht mehr zum wachen Leben zurückkehren zu können. Meist in Phasen schwerer organischer Erkrankungen, aber auch am Ende des Lebens zeigt sich eine erhebliche Einschlafangst, die als zusätzliche Belastung die Gesundheit noch mehr schwächt.

Traumatische Erfahrungen während der Schlafenszeit, von Umweltkatastrophen bis hin zu gewaltsamen Übergriffen, sind oft Ursachen einer Posttraumatischen Belastungsstörung, und damit zwingend therapiebedürftig.

Naturheilkundliche Heilmittel haben sich in der Begleitung entsprechender Therapien sehr bewährt, Meditationen oder ein Gebet vor dem Zu-Bett-Gehen können zu vertrauensvoller Hingabe an den Schlaf führen.

Hörbücher haben auch bei alten oder dementen Menschen eine sehr positive Wirkung, besonders als gelesene Märchenbücher, deren Geschichten mit den Gefühlen von Sicherheit und Geborgenheit aus der Kindheit assoziiert sind.

Hilfe bei Einschlafängsten

- **Herbalance Herbamed** (nur erhältlich in der Schweiz), 2 x tägl. 10 Tr. – Schlaflosigkeit mit depressiven Verstimmungen und Melancholie als Folgen von Schock, Furcht und Terror
- **Solum Öl Wala**, Einreibungen von Rücken und Nacken – bei Einschlafängsten mit Gefühl der Schutzlosigkeit, verstärkt das mentale Geborgenheitsgefühl und führt zu wohliger Müdigkeit
- **Aquilegia vulgaris C200** (Akelei), 3 x wöchentl. 8 Glob. am frühen Abend – Schlafstörungen durch Grübeleien, Schlaflosigkeit mit nervösem Zittern durch Einsamkeit und als Folge eines kalten sozialen Umfelds
- **Mischung** Vipera berus Dil. D6 20 ml (Kreuzotter) und Vipera berus Dil. C200 (10 ml), 5 Wochen morgens und abends 5 Tr. – Schlaflosigkeit mit einem Gefühl der Verlassenheit, das zur Zusammenschnürung des Halses führt; Schlaflosigkeit als Folge verdrängter Schatten und Gewalterfahrungen

Menschen am Ende ihres Lebens, deren Sterbeängste verhindern, in den Schlaf zu gleiten, unterstützt:

- **abends:** Sulfur Dil. D200, (Sulfur) 20 Tr. (notfalls auf die Innenseite der Unterlippe streichen)
- **morgens:** Aurum metallicum Dil. D200 (Gold), 20 Tr. (notfalls auf die Innenseite der Unterlippe streichen), dazu Latschen-Raumspray (20 Tr. äth. Latschenöl (*Pinus mugo*) / 100 ml reiner Alkohol)

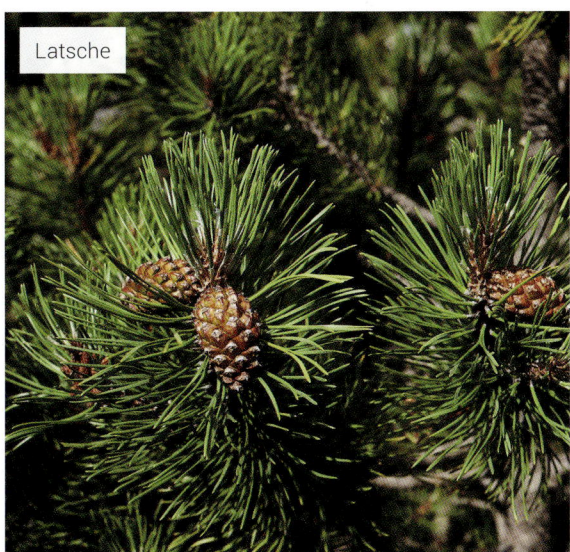

Latsche

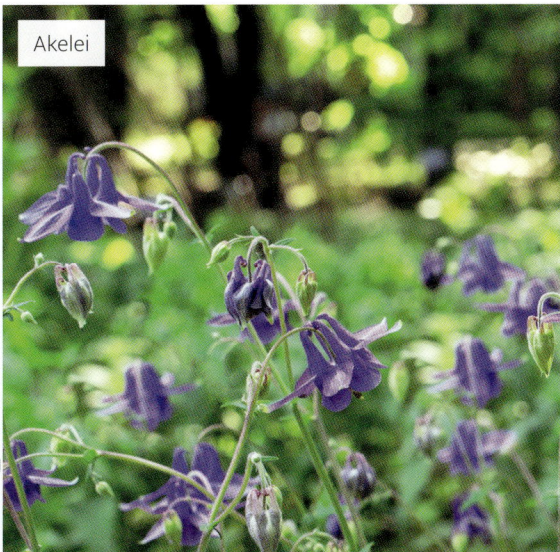

Akelei

› Spannungszustand Stress

Stress als Anpassungsreaktion auf bedrohliche Situationen ist eine notwendige Überlebensstrategie des Menschen, in der durch die Ausschüttung der Stresshormone Adrenalin und Noradrenalin alle körperlichen und psychischen Reserven für eine bevorstehende Kampf- oder Fluchtreaktion bereitgestellt werden. Stressreaktionen sind also Handlungsvorbereitungen, auf die der Körper auch eine Handlung erwartet, damit die vom Körper zuvor bereitgestellte Energie wieder abgebaut werden kann. Schließen sich nach dem Stressreiz aber weder Aktivität noch Erholungsphase an, bleiben die belastenden Reize bestehen und es kommt zu psychischer Überforderung und körperlicher Erschöpfung. Heute sind es weniger akute Bedrohungen für Leib und Leben, die dem gestressten Menschen zu schaffen machen – Stichwort Säbelzahntigerangriff auf den Steinzeitmenschen –, sondern vielmehr anhaltende psychische und seelische Dauerbelastungen.

Beruflich sehr aktive Menschen können häufig abends nicht abschalten und deshalb keinen Schlaf finden – wie man es auch von völlig überdrehten, dabei aber todmüden Kindern her kennt. Eine reizarme Umgebung bereits Stunden vor dem Zu-Bett-Gehen ist auch hier erste Abhilfemaßnahme, dazu kommt die grundsätzliche Stärkung der seelisch-geistigen Resilienz (siehe Seite 101) und vor allen das Ausschalten der Ursachen.

In der ersten Phase chronischer Stressbelastung treten vor allem Einschlafstörungen auf, diese können schon nach kurzer Zeit bei gleichbleibendem oder gar gesteigertem Stresslevel von erheblichen Durchschlafstörungen und Früherwachen flankiert werden. Bleiben die Ursachen einer erhöhten Stressbelastung bestehen, kann keine Therapie der Welt zu einem erholsamen Schlaf verhelfen. Dauerhaft gestresste Menschen haben zudem ein höheres Risiko, einen Herzinfarkt oder Schlaganfall zu erleiden.

Auch eine ständige berufliche Erreichbarkeit verschlechtert die Schlafqualität. Nicht nur Arbeitnehmer mit Rufbereitschaft schlafen auch nach Bereitschaftszeiten deutlich schlechter, wer nach Feierabend noch auf geschäftliche Anrufe und Mails reagiert, hat allgemein flachere Tiefschlafphasen und ist damit am Morgen weniger erholt (Gombert et al., 2018). Besonders betroffen sind vor allem Selbstständige, Freiberufler und Arbeitnehmer im Home-Office. Das Wissen um diese Belastung ist bereits der erste Schritt zur Vermeidung.

Den Tag bewusst mit dem Naturerwachen beim Tautreten in der Morgendämmerung zu begrüßen, ist als ganzheitliche Methode der Stressreduktion ebenso hilfreich, wie abends das Tageswerk zu einem Abschluss zu bringen. Als günstig hat es sich dabei erwiesen, die einzelnen Momente und Stationen wie einen Film vor dem inneren Auge vorbeiziehen zu lassen und zum Schluss den Abspann *The End* einzublenden.

Anwendungen und Heilmittel bei Schlafstörungen aufgrund von Stressbelastung

- **Entstressender Schlaftee mit Zirbe**: Grünen Hafer (*Avena sativa*), Besenheide (*Calluna vulgaris*) und Weißdornblüten (*Crataegus*) zu gleichen Teilen mischen. Für eine Teetasse 1 EL der Mischung mit kochendem Wasser überbrühen, 10 Min. ziehen lassen, abseihen und 10 Tr. Zirben-Urtinktur (*Pinus cembra* Kräuter-Urtinktur, *Calendula* Kräutergarten) eintropfen.
  > Vor dem Schlafengehen in langsamen Schlucken trinken

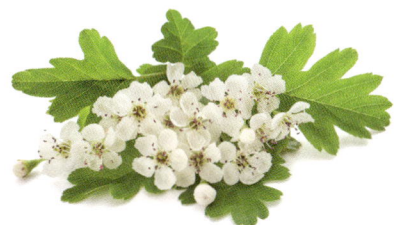

- **Nerven- und Aufbaunahrung Wala**, morgens und mittags jew. 2 TL – zur mentalen Unterstützung und für abendliches Zur-Ruhe-Kommen während auslaugender Zeiten (nicht für Kinder unter 3 Jahren und Bienenproduktallergiker geeignet)
- **Johanniskraut** (*Hypericum perforatum*) vor dem Zu-Bett-Gehen als Tee oder 10. Tr. Urtinktur beruhigt und entspannt, wenn Stress und angespannte Gedanken den Schlaf rauben.

Achtung: Johanniskraut führt zu verstärkter Lichtempfindlichkeit und erhöht die Gefahr von Sonnenbrand; darüber hinaus kann Johanniskraut die Wirkung von Schilddrüsenmedikamenten sowie von Kontrazeptiva herabsetzen

- **Acidum phosphoricum LM8** (Phosphorsäure), abends 10 Glob. – ausgeprägte Erschöpfung infolge von Überarbeitung mit Einschlafschwierigkeiten durch Überdrehtheit
- **Piper methysticum D5** (Rauschpfeffer), bei Bedarf 20 Glob. beim Zu-Bett-Gehen – Einschlafstörungen und Wiedererwachen nach Mitternacht durch Erschöpfung, Stress und Schichtarbeit
- **Coffea Dil. D60** (Kaffeebohne), 2 x tägl. 10 Tr. kurmäßig für 6 Wochen – Schlafstörungen mit Mischung aus Übermüdung und Munterkeit, wenn der Lebensstress nachts nicht zur Ruhe kommen lässt
- **Vanilla planifolia D4 Remedia** (Vanille), 2 x tägl. 12 Glob. – Einschlafschwierigkeiten und wachmachende Träume von der Arbeit, nervenberuhigend bei beruflicher Überlastung
- **Chamomilla cupro culta Rh3 Weleda**, abends 12 Tr. – Einschlafstörungen, die durch plötzliche Unruhezustände immer wieder aus dem Einschlafvorgang herausreißen

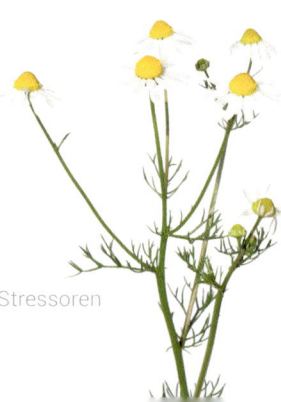

Stressbedingte Schlafstörungen machen sich häufig durch Zähneknirschen bereits beim Einschlafen bemerkbar. Nach Ausschluss von Kieferfehlstellungen entspannt:

· **Belladonna Rh D20 Weleda**, vor dem Schlafengehen 1 Trinkampulle

Seit Jahrhunderten bewährt ist die entstressende, schlaffördernde und herzstärkende Wirkung des Petersilienweins nach Hildegard von Bingen:

· 10 Petersilienstängel mit Blättern, 2 EL Weinessig, 100 g Honig und 1 l Rotwein mit geringem Gerbstoffgehalt aufkochen, 20 Minuten simmern lassen, abseihen und abfüllen

  › kurmäßig 3 x tägl. 1 Likörglas nach den Mahlzeiten

  › bei akuter Schlaflosigkeit unter Stresssymptomen kann eine halbe Tasse angewärmt schluckweise getrunken werden

Grundsätzlich kann eine rhythmisierende Therapie bei jeder Art von Stress zu einer Beruhigung der Gesamtsituation und erholsamerem Schlaf führen:

· **morgens:** Aurum / Apis regina Comp. Wala, 12 Glob.
· **abends:** Bryophyllum D5 / Conchae D7 aa Weleda, 1 Trinkampulle

Auch ätherische Öle können die Stressempfindungen beim Einschlafen reduzieren:

· je nach Vorliebe 2 Tr. äth. Öl Pfrimen-Ginster (*Spartium junceum*) oder Rot-Kiefer (*Pinus sylvestris*) auf die linke obere Ecke des Kopfkissens tropfen

Starke Stressbelastung führt manchmal auch zu nächtlichem Erwachen mit Heißhungerattacken, diese unterbindet:

· **Lachesis muta Dil. C200** (Buschmeisterschlange), akut 10 Tr. – insbesondere bei Frauen mit familiär-beruflicher Doppelbelastung
· **Alligator mississippiensis Dil. C200** (Mississippi-Alligator), akut 10 Tr. – wenn zusätzlich pochende Kopfschmerzen bestehen

Einhergehend mit stressbedingten Einschlafstörungen kann es auch zu Früherwachen kommen, meist 2 Stunden, bevor der Wecker klingelt. Tritt das Früherwachen in Einzelfällen oder in kurzen Phasen beruflicher Höchstbeanspruchung auf, sollte man trotz der frühen Stunde aufstehen und sich an das Tagwerk machen. Chronisches, stressbedingtes Früherwachen reagiert besonders gut auf

- **morgens**: Aqua sulis Dil. C12 Helios (Wasser der Cross Spring, Bath), 10 Tr. in eine Tasse Orangenblütentee (*Citrus sinensis*) eintropfen
- **abends**: Dead Sea Water Dil. C12 Helios (Totes Meer-Wasser), 10 Tr. in eine Tasse Lavendeltee (*Lavandula angustifolia*) eintropfen

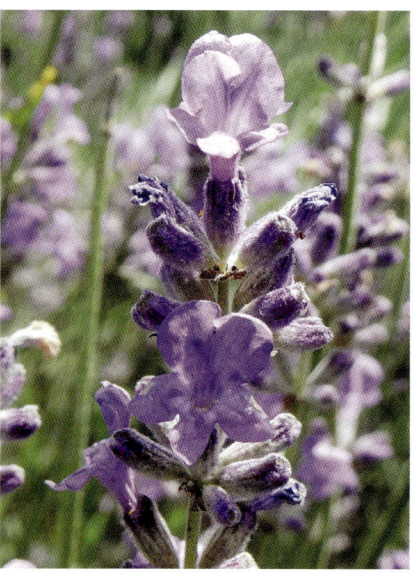

Auffälliges Symptom von Schlafstörungen aufgrund von Stress sind **Einschlafzuckungen**, teils begleitet von subjektiv wahrgenommenen grellen Lichtblitzen, die sich bis hin zum sogenannten Exploding-Head-Syndrom mit Phantomgeräuschen äußern können.

Heftige Einschlafzuckungen führen zu schreckhaftem Wiedererwachen mit beschleunigtem Herzschlag und sind auch eindeutig in den Gehirnströmen nachweisbar, dabei aber nicht behandlungsbedürftig, da sie als Entladung von Muskelspannungen bei herunterfahrender Gehirnaktivität vermutlich ein evolutionärer Schutzreflex sind.

Auch **Phantomgeräusche** sind *nur* unkontrollierte Reize überstimulierter Nervenzellen im Hörzentrum des Gehirns, das sich im Abschaltmodus befindet – allerdings weisen sie stets auf erhebliche psychische Anspannung hin.

Hilfe bei Einschlafzuckungen

Hauptmittel, wenn Einschlafzuckungen regelmäßig zu Wiedererwachen nach kurzer Zeit führen, ist:

· **Argentum metallicum praeparatum Trit. D6 Weleda**, 1 Msp. vor dem Schlafengehen, kurmäßig 6 Wochen lang

Lassen starke, stressgetriggerte Einschlafzuckungen auch nach dem Abklingen der Stressbelastung nicht nach, kann eine rhythmisierende Therapie die Symptome zum Abklingen bringen:

· **Aranea diadema D6 Weleda** (Kreuzspinne), 3 Wochen lang 3 x wöchentl. abends 1 Trinkampulle
· **Aurum D10/Ferrum sidereum D10 aa Weleda**, 3 Wochen lang jew. am Morgen nach Aranea Diadema 1 Trinkampulle

Unterstützende Einzelmittel sind:

· **Cuprum oxydatum nigrum Dil. C30** (Schwarzkupfererz), 1 x wöchentl. abends 10 Tr. – Einschlafzuckungen bei nervöser Überreizung, Angst- und Spannungszustände mit Hyperventilation und Muskelverkrampfungen
· **Roseneisen Wala**, 3 Wochen 2 x tägl. 10 Glob. – belastende Einschlafstörungen mit Wiedererwachen durch Sinnesüberreizung und in Phasen großer Erschöpfung
· **Rauwolfia serpentina D6** (Indische Schlangenwurzel), abends 10 Glob. – Einschlafzuckungen mit Lichtblitz-Sensationen und erschwertem Wieder-Einschlafen
· **Theridion curassavicum Dil. C200** (Feuerspinne), 1 x wöchentl. 10 Tr. – anhaltende Einschlafzuckungen mit Empfindungen wie elektrische Schläge, optische und / oder akustische Sensationen; Wiedererwachen mit Schwindel nach kurzem Schlaf
· **Thea sinensis Dil. C200** (Grüner Tee), 1 x wöchentl. 10 Tr. – gestörter Schlaf mit gestörten Einschlafphasen durch Gehörhalluzinationen und Blitzen vor den Augen, vor allem in Phasen nervöser Erschöpfungszustände, aber auch als Folgen von Schlaflosigkeit und Genussmittelabusus

Nächtliche Muskelkrämpfe, die zu jeder Nachtzeit auftreten können, werden zwar häufig als Magnesiummangel eingestuft, sind aber tatsächlich meist bereits von stressbedingten Einschlafstörungen begleitet und Ausdruck einer Übererregbarkeit motorischer Nerven. Generell werden die Beschwerden durch alle Maßnahmen der Stressbewältigung gelindert, sprechen primär stressbedingte Muskelkrämpfe aber nicht auf reine Magnesiumgaben an.

Hilfe bei Muskelkrämpfen

Im Akutfall können nächtliche Muskelkrämpfe, die sich in der Wadenmuskulatur und dem Fußmuskel manifestieren, durch sofortige Dehnung gelindert werden, abendliche Dehnübungen wirken auch präventiv. Bewährt hat sich dazu:

· **Abend-Fußbad** ca. 38 °C bis über Knöchel reichend mit 3 Tr. ätherischem Basilikumöl (*Ocimum basilicum*) und 2 Tr. ätherischem Schafgarbenöl (*Achillea millefolia*)

Bei tatsächlich erhöhtem Magnesiumbedarf aufgrund von hoher beruflicher Belastung, Sport und Schwangerschaft, der mit nächtlichen Krämpfen einhergeht:

· **Magnesium phosphoricum D6 Pflüger** (Magnesiumphosphat), abends 3 Tab. und
· **Calcium phosphoricum D6 Pflüger** (Calciumphosphat), morgens 3 Tab. kurmäßig 4 Wochen lang

Vor allem bei Kindern unter großer Anspannung, aber auch bei Erwachsenen in Phasen psychischer wie physischer Überforderung und extremen Stresses kann bei entsprechender familiärer Disposition das Phänomen des **Schlafwandelns** (Somnambulismus) auftreten. Wenn auch das Klischee des Schlafwandlers mit Kerze auf dem Dachfirst eher unwahrscheinlich ist, kann es doch geschehen, dass sich der Schläfer unbewusst in gefährliche, für ihn im Bewusstseinszustand Schlaf nicht überschaubare Situationen wie etwa den Straßenverkehr begibt. Den Schlafwandler zu wecken muss vermieden werden, da dies im schlimmsten Fall eine Angst-Psychose auslösen kann; besser mit ruhigen Worten in eine sichere Umgebung zurückbegleiten.

Hilfe bei Schlafwandeln

Phasen von Schlafwandeln werden abgemildert durch

· **Argentit Trit. D6 Weleda**, 6–8 Wochen jew. abends 1 Msp., Wirkeintritt nach 2–3 Wochen
· **Pflügerplex Hyoscyamus 186 H Pflüger**, abends 10 Tr. (ab 16 Jahren)

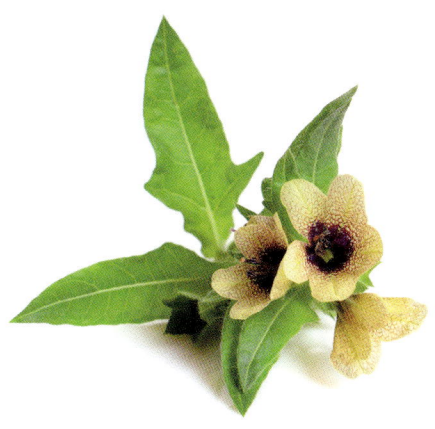

› Der Ärger mit dem Ärger

Stress ist durch die gesteigerte Gereiztheit sehr eng mit dem Gefühl von Ärger als spontane oder dauerhafte Reaktion auf unangenehme oder unerwünschte Situationen verbunden. Dieser kann sich als Ziehen in der Bauchgegend ankündigen und bis zum Galleerbrechen steigern. Unangenehm, aber wesentlich besser als unterdrückter Ärger, der langfristig zu einer erheblichen Belastung bis hin zu entartenden Erkrankungen der Magenschleimhäute und einem gesteigerten Risiko koronarer Herzkrankheiten führt.

Ärger – ganz gleich ob akut, chronisch oder vermeintlich erfolgreich unterdrückt – wallt vor allem auf, wenn die Tagesroutine zur Ruhe kommt und zeigt sich dann beim Einschlafen in Herzrasenanfällen mit bitterem Mundgeschmack unter beständigem Gedankenkreisel.

Einschlafverhindernde Auswirkungen von sporadischem Ärger und Verdruss lassen sich durch kräftige Muskelanspannung abmildern:

› Beide Fäuste ballen, Druck für 20 Sekunden beibehalten, dann wieder lockerlassen, danach beide Beine anspannen, Spannung ebenfalls für 20 Sekunden aufrechterhalten, dann wieder lockerlassen; bei Bedarf 3 x wiederholen.

Unterstützende Heilmittel sind zusätzlich:

· **Chelidonium major Dil. C30** (Schöllkraut), bei Bedarf – wenn man vor Wut und Ärger nicht einschlafen kann
· **Lachesis Dil. C200** (Buschmeisterschlange), 3 x wöchentl. 10 Tr. – Einschlafen wird durch kreisende Gedanken um ungerechte Behandlung, Wut, Ärger und Verdruss verhindert; Schlafstörungen durch Ernährungsfehler

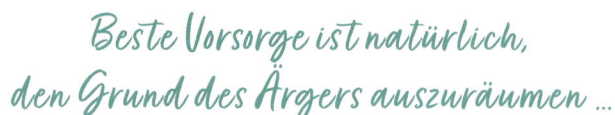
Beste Vorsorge ist natürlich, den Grund des Ärgers auszuräumen ...

› Das *Always on*-Phänomen und die Angst, etwas zu versäumen

Eine inzwischen durchaus gut erforschte, gesellschaftlich aber noch kaum beachtete Belastung ist die *Always on-Anforderung* von Social Media mit ihrem erheblichen Einfluss auf Schlaf, Gesundheit und Vitalität. Ein Phänomen, von dem neben Jugendlichen vor allem Menschen im jungen Erwachsenenalter betroffen sind.

Nächtliche Handynutzung geht mit signifikant höherer Erschöpfbarkeit, Müdigkeit, Kopfschmerzen und vermindertem Wohlbefinden einher (Schoeni/Roser/Röösli, 2015). Nicht nur, dass Nutzer zu lange aufbleiben, um auf dem vermeintlich neuesten Stand zu sein, oft sind sie zudem beim Einschlafen noch aufgebracht von Diskussionen und unerfreulichen Inhalten (Levenson et al., 2016). Der Zusammenhang zwischen abendlicher Elektroniknutzung – *nochmal schnell die Mails checken*, verkürzten Schlafzeiten und depressiven Symptomen konnte inzwischen unzweifelhaft nachgewiesen werden (Lemola al., 2015), ebenso der Zusammenhang zwischen der Häufigkeit, mit der Social-Media-Accounts abgerufen werden und manifesten Schlafstörungen. Rund ein Viertel aller Smartphone-Nutzer zwischen 19 und 32 gibt zudem an, nachts mindestens einmal durch eine Nachricht aus dem Schlaf gerissen zu werden.

So einfach die Lösung klingen mag, die Social-Media-Accounts einfach ab einer bestimmten Uhrzeit nicht mehr zu beachten, so schwer ist sie umzusetzen. Hintergrund ist das sogenannte *FoMO-Syndrom*, das als *Fear of missing out*, also die Angst etwas zu verpassen, einen mit ständiger innerer Unruhe dazu treibt, trotz besseren Wissens nochmals in die multimediale Welt zu gehen, und am Einschlafen hindert.

Bereits das Abschalten von Push-Benachrichtigungen auf dem Display hat eine enorm beruhigende Wirkung, *Digital Detox* gilt als Grundlage für entspannte Wellness.

Auch Computerspiele, egal ob online oder am stationären PC, führen durch eine optisch-akustische Koppelung der Spielanreize zu einem erhöhten psychophysiologischen Erregungslevel mit Ein- und Durchschlafstörungen.

Die Lösung der *Always on*-Problematik kann ausschließlich in einer weitgehenden Vermeidung von Social Media liegen, möglicherweise auch in Verbindung mit einer begleitenden Psychotherapie. Da eine konsequente Vermeidung aber kaum durchsetzbar und oft auch aufgrund beruflicher Anforderungen gar nicht möglich ist, muss zumindest auf Abendruhe geachtet werden.

Zusätzlich ist es sinnvoll, sich nach Tagen und während Zeiten erhöhter multimedialer Aktivität von der Überflutung mit Sinneseindrücken durch intensive Naturerlebnisse zu regenerieren.

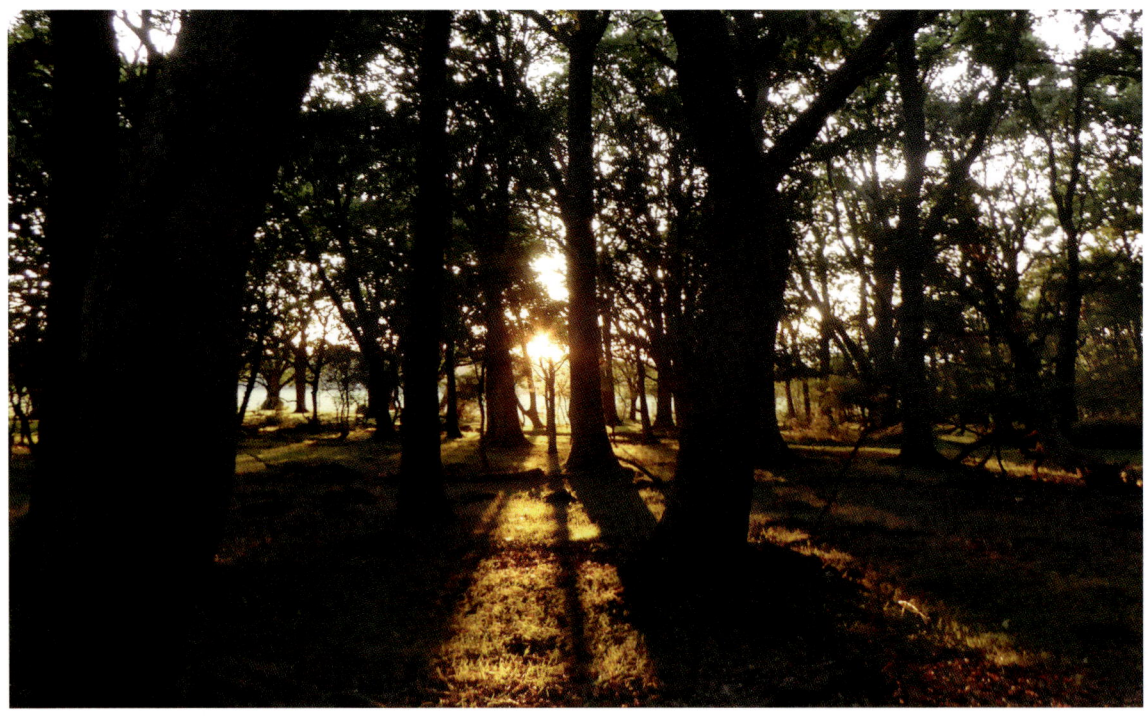

Unterstützend wirken dabei:

- **Citrus vulgaris Dil. D2** (Zitrone), D12 und C200 zu gleichen Teilen gemischt, 2 x tägl. 10 Tr. – Spezifikum bei Schlafstörungen wegen multimedialer Reizüberflutung, übermäßiger Smartphone-Nutzung, PC-Arbeit bis in die Nacht und Elektrosmog im Schlafzimmer
- **Cypripedium pubescens Dil. D12** (Frauenschuhorchidee), abends 8 Tr. – Schlafstörungen als anhaltende Tag-Nacht-Rhythmusstörung mit Hypernervosität und Sinnesüberreizung als Folge von übermäßiger Smartphone-Nutzung und multimedialer Dauerberieselung
- **Phalangium opilio Dil. C200** (Weberknecht), 3 x wöchentl. 10 Tr. – Einschlafstörungen bei Menschen mit intensiver Social-Media-Aktivität mit verquollenen Augen morgens, die sich nur schwer öffnen lassen
- **Sanguis Soricis Dil. C200** (Rattenblut), 3 x wöchentl. 10 Tr. – Internet- und Social-Media-Sucht, die nachhaltig am Schlaf hindert, unterbrochener Schlaf mit häufigem Erwachen, Schlaflosigkeit zwischen Mitternacht und 2:00 Uhr; allgemein extreme Ruhelosigkeit
- **Cichorium Plumbo cultum Rh D3 Weleda**, 2 x tägl. 10 Tr. – Schlafstörungen von Menschen mit leichter Beeinflussbarkeit und Irritierbarkeit im Empfindungsleben; fördert die Abgrenzungsfähigkeit gegenüber psychosozialen Einflüssen

Bei Rhythmusverlust als Folge multimedialer Überreizung und erhöhter Elektrosmog-Exposition hat sich bewährt:

- **abends** 4 Wochen lang: Sedsano Wulff-Rabe, 10 Tr.
- **morgens** 4 Wochen lang: Aqua maris D3 / Prunus spinosa, Summitates D5 aa Weleda, 1 Trinkampulle

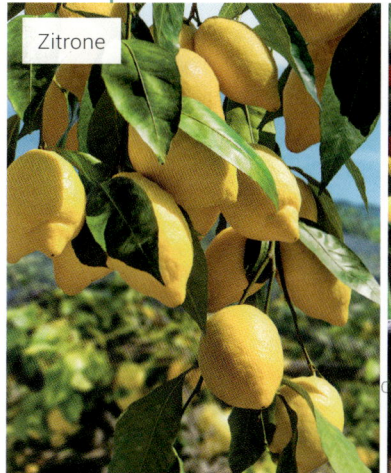

Zitrone

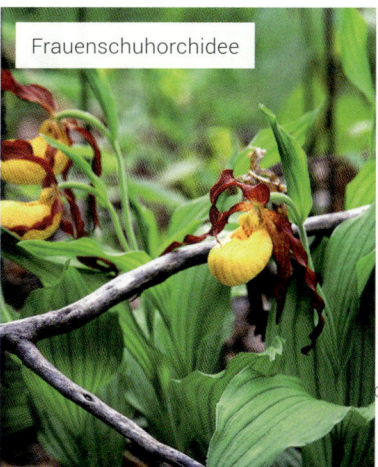

Frauenschuhorchidee

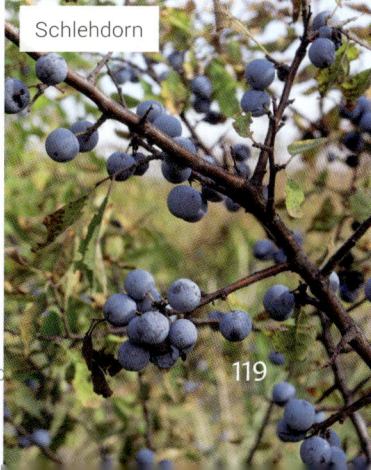

Schlehdorn

Durchschlafstörungen als Folgen von inneren, seelisch-geistigen Stressoren

Durchschlafstörungen zeigen sich durch ein mehr als 12-maliges Aufwachen während des Nachtschlafs oder die vollständige Unmöglichkeit des Wiedereinschlafens nach nächtlichem Erwachen, siehe auch Seite 22.

› Nächtliches Erwachen als Folge traumatischer Belastungen

Akute Traumata und deren erst später aufscheinende psychische Folgen als Posttraumatische Belastungsstörungen sind psychotherapeutisch zu begleiten, akute Unterstützung bieten die Psychosoziale Notfallversorgung und Kriseninterventionsteams. Auch vermeintlich kleine, unbedeutsame Ereignisse können als Trigger zu schweren Krisen und einer erheblichen seelischen Belastung führen, wenn sie an früher erlittene Verletzungen, traumatische Erfahrungen, Gewalt und durchlebte Katastrophen erinnern. Oftmals vergehen solche Triggermomente scheinbar unbemerkt, werden aber im Unterbewusstsein sehr wohl registriert und im Schlaf verarbeitet. Die Folge sind panisches Erwachen und Albträume (siehe Seite 167). Regelmäßiges Erwachen immer zu einer bestimmten Uhrzeit muss zunächst auf organische Hintergründe (siehe ab Seite 142), dann auf traumatische Erlebnisse hin untersucht werden – diese können tief in der Seele verborgen sein. Sind solche Aufwachzeiten nicht ursächlich mit einer bestimmten Uhrzeit verbunden (z. B. wegen Sirengeheul bei Naturkatastrophen), kann der Zeitraum zwischen 23:00 und 1:00 Uhr auf sexuellen Missbrauch hinweisen.

Heilmittel können weder traumatische Erfahrungen ungeschehen machen, noch können sie posttraumatische Belastungen auflösen. In Verbindung mit einer therapeutisch unterstützten Aufarbeitung des Erlebten können sie aber Emotionen lindern und zu einem wieder erholsameren Schlaf verhelfen – der Grundlage dafür, auch die Seele zu befrieden.

Hilfe bei seelischen Verletzungen

Rhythmusverlust durch seelische Ausnahmezustände und bei Posttraumatischer Belastungsstörung:

· **morgens**: Solunat #12 Ophtalmik, 10 Tr.
· **abends**: Argentum / Rohrzucker Wala, 10 Glob.

Führen traumatische Belastungen zu Durchschlafstörungen mit Panikattacken und schreckhaftem Erwachen:

· **Aurum/Hyoscyamus comp. Weleda**, beim Aufwachen 1 Amp. – seelisches Notfallmittel, holt aus dunklen Trauma-Träumen in die Jetzt-Zeit heraus, dazu
· **Bryophyllum Rh D3 Weleda**, 20 Tr.

Als ergänzende Einzelmittel haben sich dazu bewährt:

· **Angelica archangelica Urtinktur Ceres** (Erzengelwurz), 3 x tägl. 5 Tr.
· **Mandragora Dil. D8** (Alraune), abends 10 Tr. – Schlafstörungen durch Überarbeitung und als Folgen einer außergewöhnlich heftigen Traumatisierung körperlicher oder seelischer Art
· **Aconitum napellus D20 Weleda** (Blauer Eisenhut), vor dem Zu-Bett-Gehen 1 Trinkampulle, ggf. beim nächtlichen Aufwachen wiederholen – Durchschlafstörungen mit ängstlichem nächtlichem Erwachen in Folge von Angst- oder Schockerlebnissen
· **Bryophyllum D5 / Conchae D7 Weleda**, 10 Tage lang vor dem Zu-Bett-Gehen 1 Trinkampulle – Durchschlafstörungen mit zitterndem Erwachen bei seelischen Belastungen

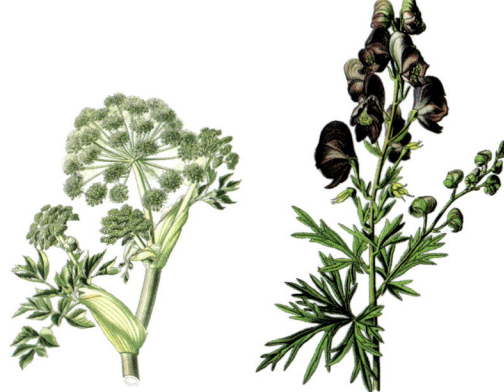

Eine häufige Begleiterscheinung von traumatisch bedingten Schlafstörungen ist **Angst vor der Dunkelheit**, die zuvor während des abendlichen Einschlafprozesses noch kraft Willens unterdrückt werden kann, bei nächtlichem Erwachen aber voll zuschlägt.

Folgende Akutmittel sind hier zum Wiedereinschlafenkönnen indiziert:

· **Arsenicum album Dil. D200** (Arsen), akut 10 Tr. – Angst vor der Dunkelheit im Zusammenhang mit Verkrampfungen und dem Gefühl einer großen inneren Kälte

· **Salix alba D3** (Silberweide), akut 10 Tr. – Angst vor der Dunkelheit (Gespenstern und Geistern) bei insgesamt ruhelosem Schlaf mit häufigem Aufwachen

· **Stramonium C200** (Stechapfel), akut 10 Tr. – Schlaflosigkeit aus Angst vor Dunkelheit, fährt schreiend aus dem Schlaf hoch; oft Folgen von Gewalterfahrungen und lebensbedrohenden Situationen

---

Bei Traumata, die kausal mit Dunkelheit und Nacht zusammenhängen, kann sich die Angst vor Dunkelheit bis zu einer manifesten **Nyktophobie** steigern, Dunkelheit kann dann in keiner Form mehr ertragen werden.

Beruhigend wirken als therapiebegleitende Maßnahmen:

· **Causticum Dil. C200** (Hahnemann´scher Ätzkalk), 1 x wöchentl. 10 Tr. – Angst vor Dunkelheit mit Unfähigkeit einzuschlafen

· **Erzengelwurz-Raumspray** (30 Tr. äth. Öl Erzengelwurz (*Angelica archangelica*) / 100 ml reiner Alkohol, abends großzügig im Zimmer versprühen)

· **Zimmer-Räucherung** mit getrocknetem Johanniskraut (*Hypericum perforatum*), 1 Stunde vor dem Zu-Bett-Gehen. Räucherkohle auf dem Gittereinsatz eines Räucher-Stövchens entzünden, wenn sie glüht, 1 EL Kräuter auflegen; mit Hand oder Feder im Zimmer verwedeln

› Warum nachts die Sorgen immer noch viel größer sind

Sorgen als Auseinandersetzung mit bestehenden Problemen und einer daraus entstehenden Lösungsbearbeitung gehören zu den evolutionär bedeutsamsten Verstandesmerkmalen des Menschen. Wenn jedoch die konkreten Sorgen Überhand nehmen oder sich gesunde Besorgnis zu diffusen Zukunftsängsten wandelt, was besonders belastend im Bereich von Sorgenfeldern ist, auf die wir persönlich nur wenig oder gar keinen Einfluss haben, kann dies zuverlässig Nacht für Nacht den Schlaf rauben. Sorgenbedingte Schlafstörungen sind besonders belastend, da sie immer mit einem Gefühl von Hilflosigkeit und Ohnmacht verbunden sind.

Wiegen (begründete) Sorgen schon tagsüber schwer, können sie sich nachts zu schier erdrückender Größe aufblähen – wieder einmal wegen der Hormone. Während die Melatoninproduktion nachts zu Hochtouren aufläuft, sinkt der Cortisolspiegel zwischen 2:00 und 4:00 Uhr auf einen Tiefstand. Dieses Zusammenspiel bewirkt eine Art Minidepression und befördert geradezu schlechte Stimmung und Grübelgedanken, eine Erscheinung, die bereits in der Antike bekannt war und zu der Bezeichnung *Wolfsstunde* für diese schwierige nächtliche Phase führte. Steigt der Cortisolspiegel wieder an, sind manchmal dann auch nach den durchsorgtesten Nächten alle Sorgen wie weggeblasen. Man würde mit einem Male hervorragend schlafen können, so wie schon das bekannte Sprichwort besagt:

Oft schläft erst ein am Morgen sacht,
wer sich des Nachts noch Sorgen macht.

Wäre da nicht der Wecker ...

Anstatt sich unter stundenlangem Herumwälzen diffusen Grübeleien zu überlassen, ist es in dieser Situation wesentlich entspannender und dem Wiedereinschlafen am förderlichsten, direkt aufzustehen. Die kreisenden Gedanken sollte man dann sortieren, aufschreiben und einem Handlungsplan für den kommenden Tag zuweisen. Konkrete Taten und zu einem gewissen Maß auch Pläne dafür nehmen Sorgen ihren nebulösen Schrecken.

Entspannungstechniken, Heilmittel und Kniffe gegen die Sorgenfalle können reale Probleme nicht beseitigen. Sie verhelfen aber dazu, ausgeruht und mit Tatkraft an Lösungen zu arbeiten. Regulator aller psychischen Reaktionen auf Gefühle ist die Amylgada, zu Deutsch *Mandelkern*, genannte Gehirnregion als Teil des sogenannten Limbischen Systems (Hölzel et al., 2010).

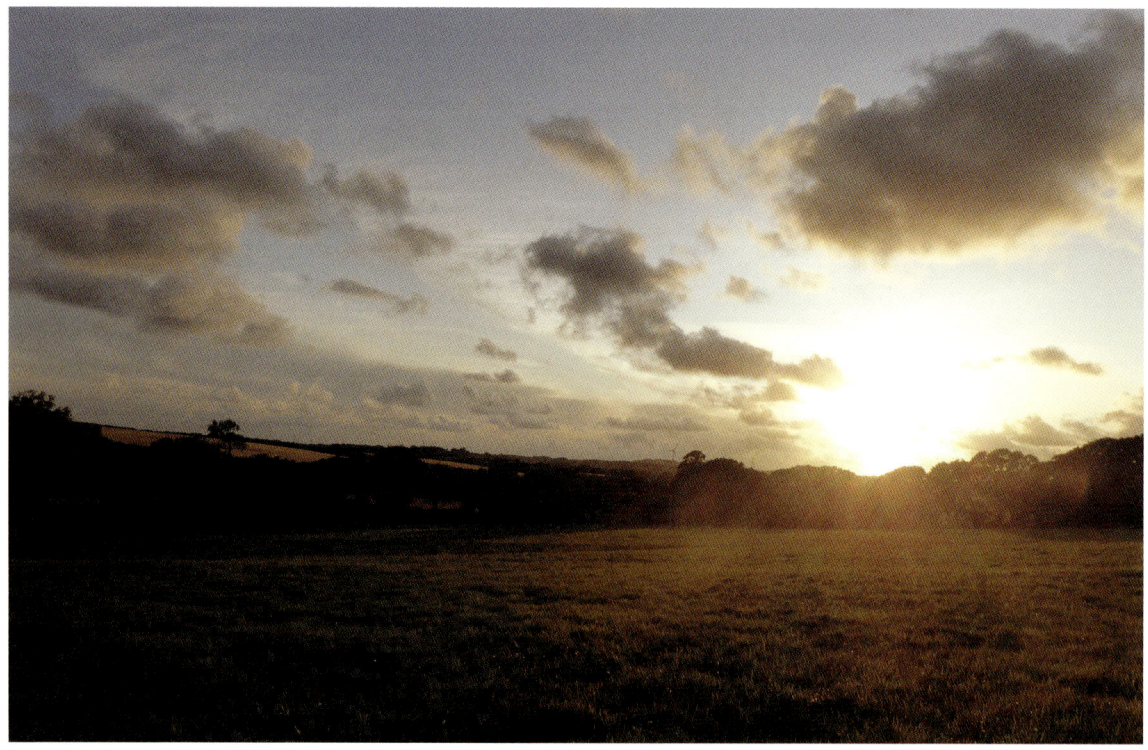

Hilfe bei Durchschlafstörungen

Bei Durchschlafstörungen mit erschöpfender Müdigkeit tagsüber aufgrund einer echten, tiefgreifenden Problematik und kummerbereitenden Sorgen verhilft zu mehr Ruhe:

· **morgens**: Acidum phosphoricum (Phosphorsäure) Dil. D12 10 Tr.
· **abends**: Sedaselect Tropfen Dreluso, 10 Tr.

Unterstützend wirken in Zeiten starker Belastung durch unterschiedlichste Sorgengedanken:

· **Calmavera Hevert**, akut nachts 20 Tr. – beruhigt Unruhe, Verstimmungszustände und Nervosität nach nächtlichem Erwachen
· **Moschus moschiferus Dil. C200** (Moschushirsch-Drüsensekret), 3 x wöchentl. abends 10 Tr. – Schlafstörungen mit nächtlicher Schlaflosigkeit bei geistiger und körperlicher Anspannung durch innere Konflikte
· **Mephistis putorius Dil. C200** (Stinktier), abends 3 Tr. – Schlaflosigkeit mit heftigem Gedankenkreisen nach nächtlichem Erwachen trotz Müdigkeit durch nervöse Erschöpfung
· **Nux vomica Dil. D12** (Brechnuss), abends 10 Tr. – Ein- und Durchschlafstörungen mit Schlaflosigkeit durch kreisende Gedanken um Arbeit, Beruf, Geld, Karriere
· **Arsenicum album Dil. D12** (Arsen), 2 x tägl. 10 Tr. – Schlafstörungen durch ständige Unterbrechungen des Einschlafvorgangs durch kalte Schweißausbrüche, vorzeitiges Erwachen mit großer Ruhelosigkeit und Panikattacken. Folge von existenziellen Sorgen und Lebensangst

Überreaktionen der Amylgada als psychischer Sorgen-Verteilstation gehen mit erhöhten Werten der Aminosäure Homocystein einher, die sich bei nächtlichem sorgenvollem Erwachen mit Panikgefühl durch eine Kombination von Folsäure, Vitamin B6 und Vitamin B12 senken lassen:

· **Vitamin B-Loges komplett Dr. Loges**, beim Erwachen 1 Tab. in 100 ml Sauerkirschsaft auflösen und schluckweise trinken
· **5 Mandelkerne** (*Prunus dulcis*) vor dem Schlafengehen gekaut beruhigen in Sorgenzeiten nächtliche Überreaktionen

Aufwachstörungen als Folgen von inneren, seelisch-geistigen Stressoren

Aufwachstörungen im Zusammenhang mit seelisch-geistigen Stressoren können sich als Früherwachen oder extrem erschwertes Erwachen zeigen, siehe auch Seite 22.

Langfristig können Schlafdefizite nicht mit Heilmitteln aufgefangen werden. Bei beruflichen Sondersituationen oder aufgrund absehbar kurzfristiger äußerer Einwirkungen verhelfen außer stark aufgebrühtem Kaffee auch Vitamin-C-reiche Nahrungsmittel zum Frühstück und viel Frischluft zu einem schnellen Überwinden der größten Morgenmüdigkeit.

Unterstützend wirkt
· **Urtica dioica Ferro culta D2 Weleda**, 15 Tr. zum Frühstück (nicht länger als 14 Tage) – Morgenmüdigkeit mit Nervosität durch stressbedingte Unausgeschlafenheit

---

› Wenn Erwartungsängste die Aussicht auf den kommenden Tag verdunkeln

Fällt das morgendliche Aufstehen nicht wegen übermäßiger Müdigkeit schwer, sondern ist es einfach mental so schwierig, die Augen zu öffnen, ist dies der Versuch einer Vermeidungsstrategie dem neuen Tag entgegentreten zu müssen. Nicht immer ist der Hintergrund offensichtlich, oft sind es unterdrückte Emotionen, die zu Erwartungsängsten in Bezug auf die ganz nahe Zukunft führen und damit das wache Hineingehen in den neuen Tag belasten können. Neben konkreten Anlässen wie z. B. einem bevorstehenden unangenehmen Gespräch ist eine Hauptursache von Erwartungsängsten zu geringes Selbstvertrauen, das daran hindert, sich den Herausforderungen des Lebens frischweg stellen zu wollen.

Zu schwerem Aufwachen führende Erwartungsängste bedingen eine gleichzeitige Auseinandersetzung damit, wie das Selbstvertrauen und die Zuversicht in die Zukunft gestärkt werden können, auch mentales Training mit positiven Affirmationen am Abend vor dem Einschlafen (siehe ab Seite 158) und eine begleitende Psychotherapie unterstützen hier.

Zur Regeneration des circadianen Rhythmus bei morgendlicher Aufstehschwere in Verbindung mit Niedergeschlagenheit während des ganzen Tages, die sich zu abendlicher Überreiztheit steigert, hat sich bewährt:

· **Tropfenmischung**
Verbena officinalis Urtinktur (Eisenkraut), 20 ml
Passiflora incarnata Ceres Urtinktur (Passionsblume), 20 ml
Aurum arsenicosum Dil. C200 (Goldarsenat), 10 ml

  › 2 x tägl. 10 Tr. und begleitend dazu

· **Aufbaukalk 2 Weleda**, abends 1 Msp.

Begleitend unterstützt am Abend:

· *Von der Nacht zum guten Morgen* – **Raumspray** (10 Tr. äth. Öl Römische Kamille (*Chamaemelum nobile*), 8 Tr. äth. Tannenöl (*Abies alba*) und 2 Tr. äth. Kaffee-Öl (*Coffea arabica*) / 100 ml reiner Alkohol, beim Schlafengehen großzügig im Zimmer versprühen)
· **metakaveron, meta Fackler**, abends 10 Tr. – schweres morgendliches Erwachen nach unruhigem Schlaf durch Erwartungsängste, nervöse Erregungs- und Erschöpfungszustände
· **Acidum nitricum Dil. D30** (Salpetersäure), abends 10 Tr. – blockiertes Erwachen am Morgen über Wochen hinweg mit extrem schlechter Morgenstimmung, kann während der ersten Stunden des Tages kaum ein Wort herausbringen; hoffnungslose Verzweiflung und Lebensüberdruss mit Angst vor dem Tod

Den Aufwachvorgang unterstützt am Morgen:

· **äth. Sternanisöl** (*Illicium verum*), als Riechfläschchen auf den Nachttisch – aufmunternd und lebensgeisterweckend bei depressiver Müdigkeit

· **Solunat #17 Sanguisol**, zum Aufstehen 15 Tr. – für Selbstvertrauen und zur Stärkung des Ich-Bewusstseins, bei Neigung zu Schwermut, allen seelischen Schwächezuständen und Winterdepressionen

· **Solanum tuberosum aegrotans Dil. C200** (Kartoffelfäule), 3 Tr. zum Aufstehen – ängstliches Erwachen aus unerquicklichem Schlaf mit und ohne Albträume; Schweregefühl morgens beim Aufstehen, oft mit Schwindel dabei

· **Rosmarinhydrolat** (*Salvia rosmarinus*), Einreibungen der Unterschenkel während des Aufstehens – Morgenmüdigkeit, morgendliche Kraftlosigkeit, Anregung des Kreislaufs

Angenehmes Erwachen erleichtert das Aufstehen bereits um ein Vielfaches. Der schrille Wecker kann leicht durch eine angenehme Musik ersetzt werden, die zudem den angenehmen Nebeneffekt hat, den Serumspiegel des entsprechend dem circadianen Rhythmus ab 6:00 Uhr morgens wieder verstärkt gebildeten Glücks- und Antriebshormons Dopamin weiter ansteigen zu lassen.

Viele Menschen empfinden es als besonders angenehm, den neuen Tag bei zurückgezogenen Vorhängen und den ersten Sonnenstrahlen begrüßen zu können – andere sind eher durch zu frühe Helligkeit gestört.

Gleiches gilt für geöffnete Fenster: Der eine freut sich über ein morgendliches Vogelkonzert, den anderen hält das dadurch kalte Schlafzimmer im Bett zurück.

Auch wenn sich die Augen noch nicht richtig öffnen lassen, vertreibt ausgiebiges Strecken aller Gliedmaßen, des Rückens und des Nackens die Morgenschwere. Es mobilisiert die Muskulatur nach der ruhig liegend verbrachten Nacht, löst durch Kollagenfasern entstandene Verklebungen in den Faszien und bringt durch sanften Druck auf die Venen den Kreislauf in Schwung. Gründliches Strecken ist damit der notwendige und wohlige Gegenpart zum nächtlichen Entspannen. Auch morgendliche Erotikeinheiten haben einen positiven Einfluss auf das In-den-Tag-Gehen – wenn sie nicht unter Zeitdruck absolviert werden.

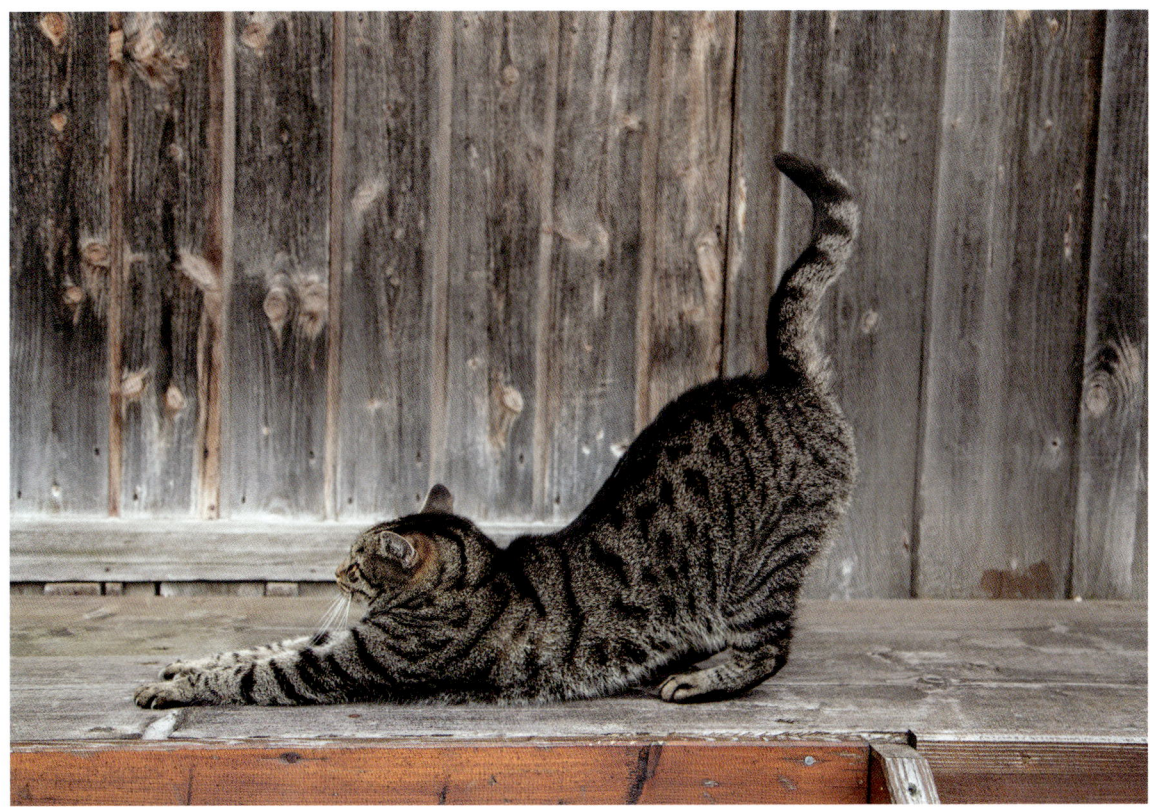

Chronobiologie und medizinische Einflüsse auf den Schlaf

Entsprechend dem circadianen Rhythmus, in dem die organische Schlafsteuerung beim Menschen verläuft, haben chronobiologische Faktoren wie uhrzeitabhängige Hormonmaxima bzw. -minima und entsprechende Organfunktionen erheblichen Einfluss auf den Schlaf und führen zum vermehrten Auftreten bestimmter Erkrankungen insbesondere in den späten Abend- und Nachtstunden. Im direkten Zusammenhang damit zeigen sich bestehende organische Erkrankungen als Schlafstörungen, fast immer als Durchschlafstörung zu einer bestimmten Uhrzeit – und das bereits im Anfangsstadium. Auch wenn Schlafstörungen schnell auf Umwelteinflüsse oder innere Stressoren zurückgeführt werden, muss deshalb bei uhrzeitabhängigen Schlafbeschwerden ein organischer Hintergrund differentialdiagnostisch ausgeschlossen werden. Acrophasen- oder Organ-Uhren sind aus verschiedenen historischen Medizinrichtungen bekannt und konnten mittlerweile belegt werden (u.a. Hofstra / de Weerd, 2008). In Zusammenführung mit Extrema der circadianen Hormonsekretion liefern sie eine übersichtliche Darstellung chronobiologischer und pathologischer Hintergründe von Schlafstörungen.

ÜBERSICHT PHYSIOLOGISCH BEDEUTSAMER NACHTPHASEN UND ZEITPUNKTE

19:00 Uhr	Zeitpunkt maximaler Zahnschmerzen
21:00 Uhr	Beginn Melatoninausschüttung
21:00 Uhr	Beginn verstärkter Hautsensibilität
22:00 Uhr	Reduktion der Nierentätigkeit

23:00 Uhr	Maximalzeit Leberstoffwechsel und maximale Sekretion von Gallensaft
23:00–1:00 Uhr	Kreativitätshoch
1:00 Uhr	Zeitpunkt maximaler Schmerzempfindung
1:00 Uhr	Zeitpunkt des niedrigsten Blutdrucks
1:00–3:00 Uhr	Reduktion des Leberstoffwechsels / körperliche Entgiftung – leberstoffwechselbedingte Durchschlafstörungen
2:00 Uhr	Maximale Sekretion von Melatonin
2:00–4:00 Uhr	„Nachtdepressionstief" – sorgenbedingte Durchschlafstörungen
2:00–4:00 Uhr	Reduktion des Lungenstoffwechsels, Maximalzeit Apnoe-Syndrom und Asthma – Lungen und Herz bedingte Durchschlafstörungen
3:00 Uhr	(Wieder-) Beginn Cortisolausschüttung
3:00 Uhr	Früherwachen im Rahmen von Erkrankungen des depressiven Formenkreises
4:00 Uhr	Zeitpunkt höchster Sterblichkeit
6:00 Uhr	(Wieder-) Einsetzen verstärkter Verdauungs- und Darmaktivität, Früherwachen durch Verdauungsbeschwerden, Magenschmerzen und Sodbrennen
6:00 Uhr	Zeitpunkt des stärksten Blutdruckanstiegs
6:00 Uhr	Zeitpunkt des maximalen Urinvolumens
6:00 Uhr	Maximale Sekretion von Cortisol, Maximale Sekretion von Testosteron

(nach Lemmer, 2002/Jacob et al., 2020/Bellastella et al., 2021
und eigenen Praxisbeobachtungen)

Die chronobiologische Taktung ist nicht bei allen Menschen identisch, rund 15 % aller Mitteleuropäer haben einen genetisch festgelegten und damit willentlich nicht oder zumindest nur in äußerst geringem Umfang beeinflussbaren Tagesaktivitätsrhythmus, der um mehrere Stunden nach vorne oder hinten verschoben sein kann.

Die treffenden Schlagwörter *Lerche* für Frühaufsteher und *Eule* für besonders abendaktive Menschen liefern hierfür bereits eine gute Beschreibung.

Grundsätzlich sind auch extreme Ausprägungen dieser Veranlagungen im Alltagsleben nicht problematisch, solange Lerchen nicht in Berufen arbeiten, die ein abendliches Hoch erfordern und andersherum. Wer sich jedoch in einer beruflichen Situation wiederfindet, die vollkommen konträr zu seiner inneren Uhr ist, wird durch entsprechend zu spätes Zu-Bett-Gehen bzw. durch vorzeitiges Aufstehen zu wenig Schaf bekommen.

Folgen eines als *sozialer Jet-Lag* bezeichneten Schlafdefizits sind erhebliche Tagesmüdigkeit, Konzentrationsstörungen und depressive Verstimmungen.

Längerfristig sind allgemeine Leistungseinschränkungen, ein erhöhtes Unfallrisiko im Straßenverkehr und schließlich erhöhte Risiken für Herz-Kreislauf-Erkrankungen zu beobachten. Bereinigt werden kann die Situation ausschließlich durch eine Veränderung der Lebensführung, die Genetik lässt sich nicht verändern.

Ein Kurztest – Lerche oder Eule

Frage 1

· Meine normale Bettgehzeit ist nach 23 Uhr (3 Punkte)
· Ich gehe immer zu unterschiedlichen Zeiten ins Bett (2 Punkte)
· Ich gehe vor 22 Uhr zu Bett (1 Punkt)

Frage 2

· Ich schlafe fast immer durch, wache aber oft sehr früh schon auf
  (1 Punkt)
· Ich komme morgens nur schwer aus dem Bett (3 Punkte)
· Einschlafen und Aufwachen sind bei mir immer unterschiedlich
  (2 Punkte)

Frage 3

· Beim Aufstehen bin ich sofort hellwach (1 Punkt)
· Es dauert etwas, bis ich morgens richtig wach bin (3 Punkte)
· Wie schnell ich morgens wach werde, liegt daran, wann ich abends
  schlafen gegangen bin (2 Punkte)

Frage 4

· Wenn ich frei habe, schlafe ich wenn möglich aus (3 Punkte)
· Wenn ich frei habe, werde ich mal früh mal spät wach (2 Punkte)
· Wenn ich frei habe, stehe ich gerne früh auf (1 Punkt)

Frage 5

· Ich nutze immer die Snooze-Taste meines Weckers (3 Punkte)
· Oft bin ich schon vor dem Weckerläuten wach (1 Punkt)
· Ich wache morgens völlig unterschiedlich auf (2 Punkte)

Frage 6

· Meine leistungsfähigste Zeit ist am Vormittag (1 Punkt)
· Nachmittags, abends oder nachts bin ich am leistungsfähigsten
  (3 Punkte)
· Wann ich wie leistungsfähig bin, hängt von meiner jeweiligen Tages-
  form ab (2 Punkte)

Frage 7

- Als Fitnessprogramm mag ich besonders Morgengymnastik (1 Punkt)
- Zum sportlichen Auspowern nutze ich besonders die Stunden nach Feierabend (3 Punkte)
- Ich mache dann Sport, wenn es mir am besten in den Tagesablauf passt (2 Punkte)

Frage 8

- Ich frühstücke gerne und ausgiebig direkt nach dem Aufstehen (1 Punkt)
- Frühstück besteht bei mir nur aus einer Tasse Kaffee, ich habe morgens noch keinen Appetit (3 Punkte)
- Wenn ich Zeit habe, frühstücke ich gerne, wenn es schnell gehen muss auch nicht (2 Punkte)

Zur Auswertung die Punkte zusammenzählen, dann ergibt sich folgendes Bild:

- **8 bis 12 Punkte: Lerche.** Als Frühaufsteher ist morgens die Leistungsfähigkeit am höchsten, wichtige Projekte und Termine sollten auf den Vormittag gelegt werden. Der Abend ist für konzentriertes Arbeiten nicht gut geeignet und sollte vielmehr der Entspannung und Erholung dienen. Nacht- oder Schichtarbeit sind nur schwer mit dem Biorhythmus zu vereinbaren.

- **13 bis 18 Punkte: Mischtyp Buchfink.** Weder Schlafverhalten noch körperliche Leistungskurve weisen ein eindeutiges Muster auf. Mit ausreichendem Schlaf können sowohl Morgenstunden als auch die Abendzeit je nach Anforderung Erholungs- oder Arbeitszeitraum sein.

- **19 bis 24 Punkte: Eule.** Als abend- und nachtaktiver Mensch ist vor allem die zweite Tageshälfte für anspruchsvolle Tätigkeiten geeignet, während am Morgen ein ausgeprägtes Leistungstief besteht. Am besten ist es, den Tag ruhig angehen zu lassen und wichtige Termine auf den Nachmittag oder Abend zu legen. Frühschichten und Berufe mit extrem frühem Arbeitsbeginn sind nicht gut verträglich.

Einschlafstörungen durch chronobiologische oder medizinische Einflüsse

Einschlafstörungen zeigen sich durch eine Einschlafphase von über 30 Minuten, siehe auch Seite 22. Einschlafstörungen sind häufige Nebenwirkung vieler Medikamente in der Behandlung chronischer Erkrankungen, wie etwa blutdrucksenkende Mittel, Betablocker, Mittel gegen Parkinson, Asthmamedikamente, Migränemittel und verschiedene Psychopharmaka. Auch die Naturheilkunde darf in diesem Bereich nur mit größtem Bedacht eingesetzt werden, da Neben- und Wechselwirkungen oft nicht bekannt oder zumindest nicht offenkundig sind.

Hilfreich sind deshalb besondere Anwendungen aus der Hydrotherapie, Zubereitungen adaptogen-entspannender Heilpflanzen und vor allem ein mindestens 15-minütiger Abendspaziergang mit einer anschließenden Ruhephase von einer Stunde vor dem Zu-Bett-Gehen.

Kalte Kniegüsse bei (Ein-) Schlafstörungen

> Gießkanne mit kaltem Leitungswasser (ca. 15 °C) oder Duschschlauch mit Gießhandstück, Holz- oder Plastikrost (verhindert Auskühlen der Füße), dicke Wollsocken

> Kippsicher auf ein Handtuch am Badewannenrand setzen und Füße auf den Rost stellen. Den Wasserstrahl vom rechten kleinen Zeh langsam an der Außenseite des Beines bis rückwärts über die Kniekehle führen, handbreit über das Knie hinweg und an der Innenseite des Beines hinabführen. Danach entsprechend am linken Bein von außen nach innen begießen. Nach der Anwendung Wasser von Füßen abstreifen, aber nicht abtrocknen, sondern Socken über nasse Füße ziehen.

> Nicht bei Frieren, Frösteln oder bei Harnwegsinfekten!

· **Tee** – Weißdornblüten (*Crataegus*), Lavendelblüten (*Lavandula angustifolia*) oder Grüner Hafer (*Avena sativa*) – auch als Mischung

> 1 Tasse vor dem Schlafengehen

› Schlafstörungen nach Impfungen

Schlaf ist die wichtigste Begleittherapie von Impfungen, da die Zahl der gebildeten Antikörper in direkter Relation zur Intensität des Tiefschlafs steht (Lange et al., 2011).

Wenn möglich, sollte deshalb direkt nach der Impfung nicht nur geruht, sondern wirklich geschlafen werden.

Leider beeinträchtigen Impfungen aber selbst den Schlaf, was sich vor allem am ersten bis dritten Abend nach Impfungen durch erschwertes Einschlafen zeigt. Vor allem bei Kindern kann dies sehr ausgeprägt sein und zu bleibenden Störungen im Schlafrhythmus führen.

Impfungen sollten wenn möglich zwischen 9:00 und 11:00 Uhr vormittags vorgenommen werden, da danach eine höchstmögliche Effektivität zu erwarten ist (Long et al., 2016)

Einschlafschwierigkeiten nach Impfungen reagieren gut auf:

· **Silicea D30** (Quarz), 1 x abends 5–10 Glob.
· **Vogelmieren-Pesto** (*Stellaria media*), nicht im Handel, sondern muss gesammelt werden – 1 Handvoll frische Vogelmiere fein gewiegt, 30 ml Olivenöl, 3 TL fein gehackte Mandeln, 3 TL Parmesankäse, Salz und Pfeffer vermischen

  › Nach der Impfung portionsweise auf Dinkelbrot essen – wirkt entspannend, schlaffördernd und verbessert die Immunantwort auf antivirale Impfungen

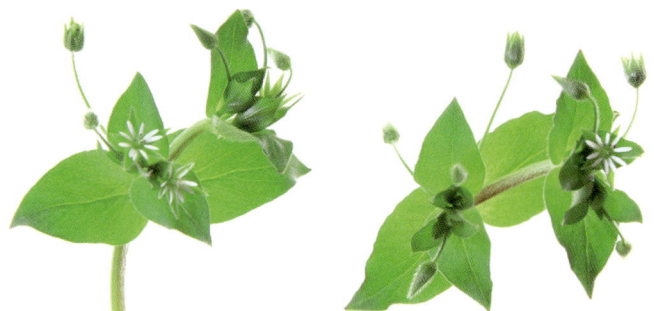

› Erschwerter Schlaf durch körperliche Unausgelastetheit

Häufige Ursachen für Schlafstörungen vor allem älterer Menschen ist zu wenig Bewegung, oft auch in Kombination mit geistiger Lethargie. Mangelnde Aktivität zwingt das Gehirn dazu, Stresshormone durch die Ausschüttung von Serotonin abzubauen (Jacobs, 1994), was wiederum bedeutet, dass für den Einschlafvorgang und auch weitere Übergänge innerhalb der einzelnen Schlafphasen nicht mehr genügend Serotonin zur Verfügung steht.

Die beste Therapie besteht in einer nachdrücklichen Ermunterung zur Wiederaufnahme körperlicher Aktivität etwa in Form von leichtem Sport oder Spaziergängen; Sport hat zudem den Vorteil, Cortisol als Serotonin-Antagonist abzubauen. Ist dies etwa durch körperliche Einschränkungen, Krankheit oder auch berufliche und private Sondersituationen nicht möglich, kann der Serotoninspiegel durch abendliche diätische Maßnahmen zumindest leicht angehoben werden. Leichter Abendsport, nicht später als 3 Stunden vor dem Zu-Bett-Gehen, fördert sogar die Schlafqualität insgesamt (Stutz et al., 2019).

Lebensmittel mit einem hohen Gehalt an Serotonin bzw. an der zur Serotoninbildung notwendigen essenziellen Aminosäure Tryptophan:
· Dinkel, Hafer, Kakao, Kichererbsen, Steinpilze, Kopfsalat, Ananas, Parmesankäse, Kardamom

Ergänzend dazu:
· **äth. Neroliöl** (*Citrus aurantia*) und **äth. Öl Ylang Ylang** (*Cananga odorata*), jew 15 Tr. / 100 ml reiner Alkohol als Körperfeldspray – fördert körpereigene Serotoninausschüttung und den Schlaf
· **Calcium fluoratum D30** (Mineralischer Flussspat), 2 x 10 Glob. – Einschlafstörungen mit darauffolgendem Erwachen und Schlaflosigkeit zwischen 3:00 und 5:00 Uhr nach sehr lebhaften Träumen als Folge von fehlendem sportlichem Auspowern

› Schmerzen hindern am Einschlafen

Stärksten Einfluss aller körperlichen Beschwerden auf den Einschlafprozess hat ein akutes Schmerzsyndrom, wobei bewusstes Wachliegen auch noch für eine zusätzlich verstärkte Schmerzwahrnehmung sorgt.

Grundsätzlich verstärkt sich jedes chronische Schmerzsyndrom am Abend, akute Schmerzen wie etwa aufgrund von Verletzungen des Bewegungsapparats verschlimmern sich nach der Tagesaktivität und auch Zahnschmerzen sind am Abend chronobiologisch besonders spürbar. Grundsätzlich ist immer eine symptomatische Behandlung der Schmerzen angezeigt.

Daneben zeigen sich vor allem das **Fibromyalgie-** und das **Restless-Leg-Syndrom** gerade beim Einschlafen, bzw. werden anhand von Einschlafstörungen diagnostiziert.

Mit Schlaf gegen den Schmerz

Basistherapie bei belastender Erwartungshaltung in Bezug auf abendliche Schmerzkrisen, für Entspannung und gegen aufreibende Unruhe in der begleitenden Behandlung chronisch-schmerzhafter Gelenk- und Muskelerkrankungen ist:

· **Solunat #14 Polypatik**, mittags und beim Zu-Bett-Gehen je 10 Tr. und
· **Cuprum Aceticum / Zincum valerianicum Weleda**, 10 Tr. am frühen Abend

Diffus wandernde, auch brennende Schmerzen der Fibromyalgie werden gelindert durch:

· **Warme Heublumenbäder** (*Graminis flores)*, 3 l Tee auf ein Vollbad ca. 38 °C, Dauer 15–20 Minuten direkt vor dem Schafengehen – schmerzlindernd und schlaffördernd
· **Solum Öl Wala**, zur lokalen Einreibung 30 Minuten vor dem Zu-Bett-Gehen – zur Schmerzlinderung und für mehr Wohlgefühl

- **Arnica comp ./ Apis Creme Weleda**, zur lokalen Einreibung – akute, stechende Schmerzen bei Fibromyalgie und bei Erkrankungen im weiteren rheumatischen Formenkreis
- Durch leichte **Ausdauersportarten am frühen Abend** wird die Schmerzsymptomatik deutlich verbessert (Nordic Walking, Joggen, Radfahren, Schwimmen), die mit intensiven Dehnübungen abgeschlossen werden.

Kribbelnd brennende Unterschenkel mit ziehenden Schmerzen in der Wadenmuskulatur bei ruhiger Haltung führen im Restless-Leg-Syndrom zu einem andauernden Bewegungsdrang, lindern lässt sich dies durch gymnastische Übungen (*Radfahren* und *Kerze*) und anschließender Fußsohlenmassage mit:

- **Ferrum metallicum 0,4 % Salbe Weleda**
- **GEMMO Brombeere Mundspray SPAGYROS**, vor dem Schlafengehen 3 Sprühstöße

Der schnelle Griff zu Schmerzmitteln als Einschlafhilfe will gut überlegt bzw. gut dosiert sein. Opioide beeinträchtigen den Tief- und Traum-Schlaf, also genau jene Schlafstadien, die für körperliche Regeneration zuständig sind und direkten Einfluss auf die Schmerzempfindung haben:

Guter Schlaf verbessert die Schmerzlatenz.

Untersuchungen wiesen nach, dass Patienten, die in der Nacht vor einer Operation schlecht schliefen, nach der Operation verstärkt unter Schmerzen litten (Serbst et al., 2017).

Durchschlafstörungen durch chronobiologische oder medizinische Einflüsse

Durchschlafstörungen zeigen sich durch ein mehr als 12-maliges Aufwachen während des Nachtschlafs oder die vollständige Unmöglichkeit des Wiedereinschlafens nach nächtlichem Erwachen, siehe auch Seite 22.

› Folgen von Überanstrengungen für den Schlaf

Zeigt sich körperliche Unausgelastetheit in Form von Einschlafstörungen, führt körperliche wie geistige Überanstrengung zu deutlichen Durchschlafstörungen. Gerade wer sich abends noch einmal so richtig ausgepowert hat, um nach einem anstrengenden Tag dann auch gut schlafen zu können, wird in der darauffolgenden Nacht häufig erwachen. Und wer aus Zeitgründen regelmäßig abends ins Fitnesscenter geht (ohne als Eule chronobiologisch dafür prädestiniert zu sein, siehe Seite 132), leidet oft unter Durchschlafstörungen. Um körperlich und geistig zur Ruhe zu kommen, sollte intensiver Sport mindestens drei Stunden vor dem Nachtschlaf abgeschlossen sein.

Bei Leistungssportlern sind Durchschlafstörungen oft Anzeichen für ein Übertraining, während entsprechender Studien konnte auch erforscht werden, dass der mentale Faktor von Leistungsdruck eine erhebliche Rolle bei Schlafstörungen spielt (Halsona/Peiffer, 2015). Einzelne (!) Nächte mit wenig oder schlechtem Schlaf (z. B. aufgrund von Nervosität vor einem Wettkampf oder einer Prüfung) wirken sich glücklicherweise kaum bis gar nicht auf die Leistungsfähigkeit aus. Während intensiver Trainingsphasen hat der Körper einen erhöhten Eisenbedarf, Mangelerscheinungen zeigen sich insbesondere als Durchschlafstörungen mit Schwindel, Blässe, Kopfschmerzen und Kurzatmigkeit beim nächtlichen Erwachen; Entsprechendes gilt auch für beruflich besonders anstrengende Phasen. Eine Leistungssportlern entsprechende körperlich-geistige Überanstrengung bei beruflich stark geforderten Menschen wurde in den 1960er Jahren treffend als Managerkrankheit bezeichnet, anders als im Sport setzt sich hier das Wissen um die Bedeutung von Schlaf für die körperliche wie geistige Leistungsfähigkeit bedauerlicherweise nur sehr langsam durch.

Sport und Schlaf

Durchschlafstörungen während sportlich besonders aktiver Zeiten sowie während beruflich fordernder Phasen mit niedrigem Blut-Eisenspiegel werden gemildert durch:

· **Floradix Sport Eisen Salus**, 20 ml ca. ½ Std. vor dem Abendessen
· **Kalium bichromicum D12 Pflüger** (Kaliumbichromat),
  2 Tab. in 30 ml Wasser auflösen und vor dem Abendessen schluckweise trinken – Durchschlafstörungen mit erschrecktem Auffahren, Schwindelanfällen beim Aufsetzen und nächtlichem Harndrang als Folgen von Dauerstress und übertriebenem Leistungssport

Zur mentalen Beruhigung während körperlich und/oder geistig (über-) anstrengender Phasen trägt bei:

· **rhodioLoges 200 mg Dr Loges** (Rosenwurz), morgens und mittags 1 Tab.

Um nach Sportwettkämpfen/Vollpowerarbeitstagen körperlich und mental mit Ruhe für den regenerierenden Nachtschlaf zurück zum natürlichen Chronorhythmus zu finden:

· **abends**: Baldrianwein (*Valeriana officinalis*), 30 g getr. Baldrianwurzeln und 20 g getr. Orangenschalen in 1 l Weißwein aufkochen, 10 Minuten köcheln lassen, abseihen und im Kühlschrank aufbewahren

  › 1 Likörglas vor dem Zu-Bett-Gehen mit 1 Tr. Arnica montana (Arnika) (Arnica) Dil. C200

· **morgens**: Fencheltee (*Foeniculum vulgare*), 1 Tasse Tee mit 10 Tr. Rhus toxicodendron (Giftsumach) Dil. D6

  › Kurmäßig für 4 Wochen, bei Bedarf Wiederholung nach 2-wöchiger Unterbrechung

› Uhrzeitabhängige Durchschlafstörungen

Uhrzeitabhängige Durchschlafstörungen, die in keinem Zusammenhang mit regelmäßigen äußeren Störungen liegen, haben immer einen chronobiologischen Hintergrund oder weisen entsprechend physiologischer Effekte auf eine zuordenbare Grunderkrankung hin. Voraussetzung bei der Therapie organisch bedingter Schlafstörungen ist selbstverständlich eine Behandlung der Grunderkrankung. Nur begleitend dazu können krankheitsspezifische Maßnahmen zu einem besseren Schlaf verhelfen.

Leber

Regelmäßiges nächtliches Erwachen zwischen 1:00 Uhr und 3:00 Uhr morgens ist fast ausschließlich leberstoffwechselbedingt, insbesondere wenn das Wiedereinschlafen so gut wie kein Problem darstellt. Zeigen sich beim nächtlichen Blick in den Spiegel rund um die Zunge deutliche Abdrücke der Zähne als kleine Dellen, verstärkt das die Verdachtsdiagnose.

Den Leberstoffwechsel unterstützt in seiner grundsätzlichen Entgiftungsleistung, vor allem bei Durchschlafstörungen nach Fastenwochen:

· **Schafgarben-Leberwickel**: 1 EL Schafgarbe (*Achillea millefolia*) mit ½ l kochendem Wasser überbrühen, 3–5 Minuten ziehen lassen, kleines Handtuch (30 x 50 cm) eintauchen und gut auswringen, einmal gefaltet über Leberregion legen und mit großem Handtuch abdecken; 15 Minuten im Ruhen auf dem Oberbauch belassen, dann Wickel abnehmen und zu Bett gehen
· **Solunat #8 Hepatik**, 2 x tägl. 10 Tr.

Bei bekannt hohen Cholestasewerten und für (trockene) Alkoholiker empfiehlt sich besser
· **Anagallis Comp. Wala**, abends 10–15 Glob.

Herz-Kreislauf

Nächtliche Herzbeschwerden zeigen sich vor allem im Zeitraum zwischen 2:00 und 4:00 Uhr durch ein Erwachen mit Herzrasen, oft aufgrund herzschwächebedingter Hustenattacken aus dem Schlaf heraus. Das Wiedereinschlafen ist häufig erschwert. Erste Maßnahme ist immer das Aufsetzen mit erhöhtem Oberkörper.

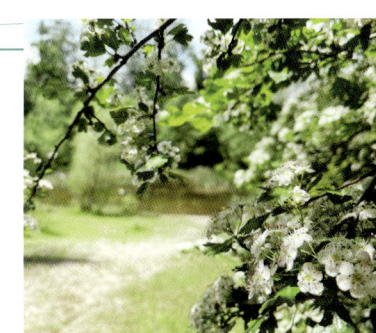

Bei allen Herzerkrankungen ist Weißdorn das Hauptmittel, insbesondere bei beginnender Herzinsuffizienz oder Herzbeschwerden – die selbstverständlich therapiert werden müssen.

· **Weißdorn** (*Crataegus*, Blüten/Blätter/Beeren), 1 Tasse Tee vor dem Schlafengehen – herzbedingte Schlaflosigkeit mit Unruhe und Zittern

Für einen besseren Schlaf bei bestehenden Herzerkrankungen werden vorbeugend eingesetzt:

· **Cactus grandiflorus D3** (Königin der Nacht), abends 12 Glob. – alle Herzbeschwerden und -erkrankungen, die mit einer abendlichen oder nächtlichen Verschlimmerung einhergehen
· **Primula Comp. Wala**, 3 x tägl. 7 Glob.
· **Cuprum F Kplx. 121 Nestmann**, 3 x tägl. und zusätzlich beim Zu-Bett-Gehen je 1 Tab.

Bei Herzbeschwerden, auch funktionellen Herzbeschwerden ohne organischen Hintergrund im Akutfall verhilft wieder in den Schlaf:

· **Cactus/Crataegus Co**mp. Weleda, nachts akut 20 Tr. unter die Zunge, kann im Abstand von 10 Minuten 3 x wiederholt werden.
· **Arnica montana Dil. C200** (Arnika), 15 Tr. – nächtliches Erwachen mit Luftnot und Ängsten bei Herzerkrankungen

Wenn bereits das Einschlafen wegen Herzrasens und der Furcht nächtlicher Herzbeschwerden erheblich erschwert ist:

· **Convallaria majalis D4** (Maiglöckchen), 3 Glob.

Lunge

Auch Lungenerkrankungen zeigen sich zwischen 2:00 und 4:00 Uhr, wenn der Lungenstoffwechsel ohnehin heruntergefahren ist und damit im Blut noch weniger Sauerstoff als ohnehin krankheitsbedingt möglich aufgenommen werden kann. Ausreichend Sauerstoff ist jedoch wesentlich für eine entspannte Nachtruhe.

Häufig steht hier das Erwachen in enger Wechselbeziehung zu Erkrankungen des Herzkreislaufsystems, auch bei Asthmaanfällen ist zu dieser Zeit ein Maximum zu verzeichnen.

Eine Besonderheit der nächtlichen Krankheitsbilder des Herz-Lungen-Systems ist das **Apnoe-Syndrom**, von dem bis zu 40 % der über 60-Jährigen betroffen sind. Durch eine Verengung der oberen Atemwege kommt es dabei im Schlaf zu Atemstillständen mit Sauerstoffunterversorgung des Körpergewebes und einer Ausschüttung von Stresshormonen, die wiederum das Risiko für Herz-Kreislauf-Erkrankungen erhöht; die Schlafqualität ist erheblich vermindert.

Verstärkende Faktoren sind Übergewicht und Alkohol. Merklich zunehmendes Schnarchen kann Hinweis auf ein beginnendes Apnoe-Syndrom sein, insbesondere wenn es mit morgendlichen Kopfschmerzen und Tagesmüdigkeit einhergeht.

Mitbetroffen sind Schlafpartner, die durch die belastende Geräuschkulisse nachhaltig im Schlaf gestört werden; in extremen Fällen kann deren Schlaf nur durch räumliche Veränderung wiederhergestellt werden.

Basistherapie für Schlaf-Apnoe neben zwingenden diätischen Maßnahmen bei Übergewicht und allgemein vermehrter körperlicher Bewegung ist direkt vor dem Schlafengehen:

· **Carbo Betulae Trit. D12** (vnkohle), Weleda, 1 Msp.

Zusammen mit

· **Nervus Phrenicus GL D6 Wala**, 1 Trinkampulle

und

· **Kupfersalbe rot Wala**, Einreibungen über den Nieren in Form einer aufsteigenden Acht

Die Nachtatmung wird allgemein unterstützt von:

· **Bio-Ling Zhi / Reishi Vita Cellavita** (Glänzender Lackporling, *Ganoderma lucidum*), 2 x tägl. 3 Kapseln – verbessert Aufnahmekapazität und Anreicherung von Sauerstoff im Blut, hemmt Histaminfreisetzung bei allergischem Asthma

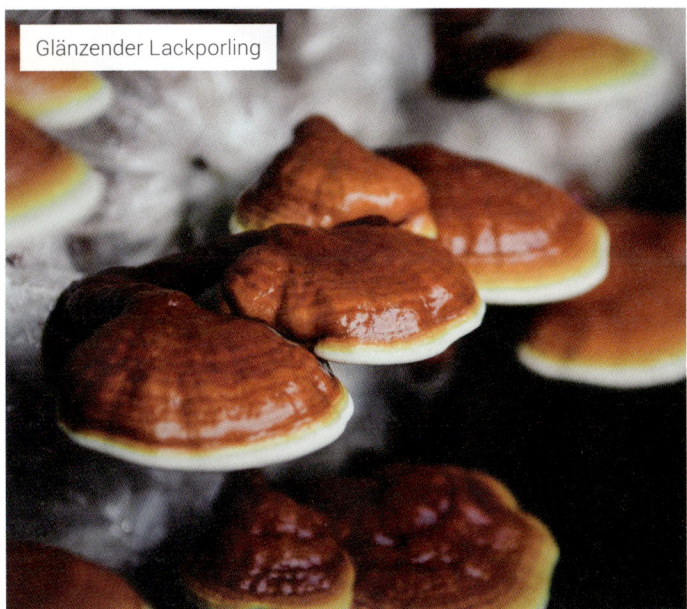

Glänzender Lackporling

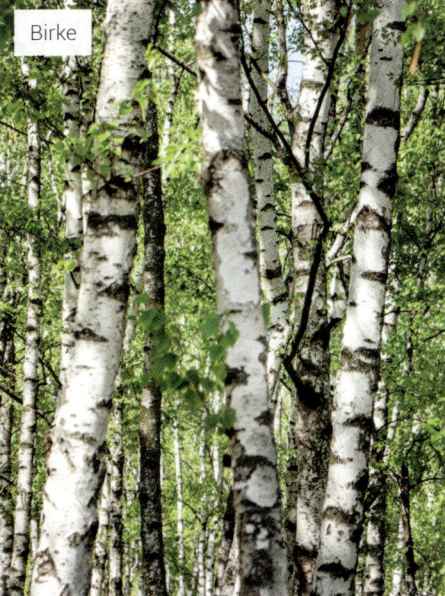

Birke

Aufwachstörungen als Folgen chronobiologischer oder medizinischer Einflüsse

Aufwachstörungen als Folgen von chronobiologischen oder medizinischen Einflüssen können sich als Früherwachen oder extrem erschwertes Erwachen zeigen, siehe auch Seite 22.

> Früherwachen durch organische und psychische Erkrankungen

Früherwachen ist ein typisches Symptom des depressiven Formenkreises, bei Psychosen und Angststörungen zeigt sich ein Erwachen um 3:00 Uhr oft schon als Frühsymptom, noch bevor die Erkrankung klinisch diagnostiziert ist. Auch bei Demenz und Morbus Parkinson wird der Nachtschlaf häufig bereits um diese Zeit beendet.

In leichten Phasen depressiver Verstimmung kann eine rhythmisierende Therapie zurück zu ruhigeren Nächten verhelfen:
- **abends**: Einreibung der Herzgegend mit Aurum/Lavandula Comp. Salbe Weleda
- **morgens**: Phosphorus D5/Malva Weleda, 10 Tr.

Generell stimmungsaufhellend und beruhigend bei Schlafstörungen des depressiven Formenkreises:
- **Waldmeister** (*Asperula odorata*), 1 Tasse Tee am Abend – nervöse Schlaflosigkeit mit Nervosität und Angstzuständen bei allgemein depressiver Verstimmung und Einsamkeit
- **Amnion D30 Wala**, beim Zu-Bett-Gehen 1 Trinkampulle – Schlafstörungen bei seelisch auszehrendem Kummer, bei Posttraumatischen Belastungsstörungen, depressivem Erschöpfungssyndrom und Angststörungen
- **Aurum muriaticum natronatum D30** (Gold-Natriumchlorid), abends 7 Glob. – Schlaflosigkeit mit erheblichem Gedankenandrang und dem Gefühl einer depressiven Leere als Folge von seelischer Einsamkeit, Misserfolg, Kummer und Enttäuschungen

Verdauungsbeschwerden

Chronische wie akute Verdauungsbeschwerden können am frühen Morgen unsanft aus dem Schlaf reißen, Magengeschwüre haben durch die nun wieder verstärkte Bildung von Magensäure dann ihren Schmerzhöhepunkt. Und auch eine Etage tiefer kann es nun rumoren.

Übermäßige Magensäurebildung am Morgen verhindert bereits am Abend:

· **Althaea officinalis** (Eibisch), 1 Tasse Tee vor dem Schlafengehen
· **Robinia comp. Wala**, abends 12 Glob.

Akutmittel bei Sodbrennen:

· **Kamillentee** (*Matricaria chamomilla*), am besten aus einer Thermoskanne neben dem Bett schluckweise getrunken
· **2 EL Kartoffelpüree** (am Abend vorbereiten), vermischt mit 2 TL leicht angewärmtem Olivenöl

Übermäßige morgendliche Darmtätigkeit hemmt:

· **Honigmelone** (*Cucumis melo*), kurmäßig 6 Wochen abends 100 g frische Frucht – beugt auch nervösen Darmkrämpfen vor
· **Okoubasan D2 Sanum-Kehlbeck**, abends 2 Tab. – Morgendurchfälle, die aus dem Bett jagen

---

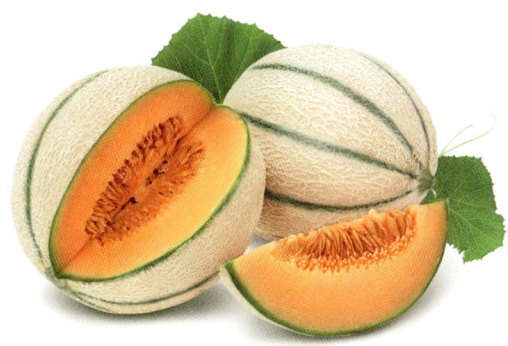

Cortisolmangel

Nachdem bereits um 3:00 Uhr gemäß dem circadianen Rhythmus in den Nebennieren die Produktion des Aufwachhormons Cortisol wieder eingesetzt hat, erreicht sie gegen 6:00 Uhr ihren Höhepunkt. Ist dieser jedoch aufgrund eines pathologischen (Morbus Addison) oder stressbedingten Cortisolmangels abgeflacht, zeigt sich das in einem deutlich erschwerten Aufwachvorgang.

Im Zuge eines chronischen Schmerzsyndroms sowie bei schwierigen sozioökonomischen Faktoren – wie niedrigem Sozialstatus und geringem materiellem Lebensstandard – ist die frühmorgendliche Cortisolproduktion generell gedrosselt.

Cortisol als körpereigenes Hormon kann nicht ersetzt werden, Grunderkrankungen wie Morbus Addison müssen deshalb zwingend endokrinologisch therapiert werden.

Möglich ist jedoch eine Stimulierung der Cortisolproduktion durch:
- **äth. Berg-Bohnenkraut-Öl** (*Satureja montana*), beim Erwachen morgens 3 Tr. auf die rechte obere Kissenecke tropfen
- **Fraxinus excelsior Gemmoextrakt Dr. Koll** (Gemeine Esche), abends und morgens 10 Tr.
- **Raumspray Rosen-Geranie** (30 Tr. äth. Öl Rosen-Geranie, *Pelargonium graveolens* / 100 ml reiner Alkohol), beim Zu-Bett-Gehen großzügig im Zimmer versprühen

> Drogen- und Genussmittelabusus

Genussmittelabusus auch *legaler* Drogen wie Alkohol verschlechtert nicht nur die Schlafqualität, sondern führt zu ausgeprägten Aufwachstörungen mit schwerem Erwachen und schwerem Kopf. Noch trockene Alkoholiker können fortdauernd unter entsprechenden Erscheinungen leiden. Drogen- und Suchtberatungsstellen bieten kompetente Hilfe und praktische Unterstützung.

Die Folgen von Alkohol- und Opiatentzug mildert bei anhaltenden Aufwachstörungen:

- **Aurum/Apis regina comp. Wala**, morgens 10 Glob.
- **Renes/Cuprum Wala**, morgens und abends 1 Trinkampulle

> Folgen von Infektionserkrankungen

Sowohl aufgrund chronifizierter Auswirkungen schwerer Infektionskrankheiten auf den Organismus (*Fatigue-Syndrom*), als auch in der Rekonvaleszenz akuter Infekte ist das morgendliche Erwachen und Aufstehen erheblich erschwert: Bleierne körperliche Müdigkeit bchindert das Aufstehen. Um Stoffwechsel und Kreislauf – und damit auch die Heilung in Schwung zu bringen, ist körperliche Bewegung jedoch zwingend notwendig.

Auf körperlicher Ebene wird die Erholung von schweren Infektionskrankheiten auch in der direkten Rekonvaleszenz erleichtert durch:

- **Aurum D10/Ferrum sidereum D10 Weleda**, kurmäßig 4 Wochen lang morgens 1 Trinkampulle
- **Levico Comp. Wala**, 2 x tägl. 10 Glob.

Besonders wohltuend ist es, wenn man sich dazu überwinden kann, direkt nach dem Aufstehen im noch feuchten Gras Tau zu treten – im Winter oder in Ermangelung einer Wiese kann auch für 5 Minuten in der 10 cm hoch mit kaltem Wasser gefüllten Badewanne hin- und hergegangen werden. Füße danach nicht abtrocknen, sondern nur abstreifen und sofort warme Socken anziehen. Eventuell eine Anti-Rutsch-Matte in die Badewanne legen.

Entspannt in die Nacht und frisch in den neuen Tag

Unser Leben ist ein Rhythmus von Tag und Nacht: Morgens wird es hell, wir stehen auf, um unser Tageswerk zu erfüllen und abends wird es wieder dunkel, wir gehen ins Bett und in der Nacht schlafen wir – so der Idealzustand im Wechsel zwischen Hell und Dunkel, Tag und Nacht. Besondere Zeitpunkte sind in diesem rhythmischen Wechsel die Übergänge, der Morgen und der Abend.

Abendroutinen zum ruhigen Übergang in die Nacht

Nachdem noch Ende des 20. Jahrhunderts Lebensführungs-Rituale als vollkommen überholt und altmodisch galten – Was könne hipper sein, als jeden Tag neu zu planen und so flexibel wie möglich zu strukturieren? – setzte sich spätestens zu Beginn der 2000er Jahre die Erkenntnis durch, wie bedeutsam Rituale nicht nur für Kinder, sondern auch für ein stressfreies Erwachsenenleben sind (Kaufmann-Huber, 1998).

Routinen sind mehr als reine Gewohnheiten, es sind willentlich festgelegte Handlungsabläufe, die durch vielfältige Wiederholung zur Gewohnheit geworden sind und damit grundsätzlich den Alltag erleichtern (Stangl, 2022). Neurobiologisch sind diese Abläufe in tiefen Hirnregionen verankert, von wo aus sie uns wie eine Art Autopilot durch den Alltag steuern und damit unser Leben vom Druck ständiger Neuentscheidungen entlasten und zu mehr Ruhe führen.

Neue Routinen aufzubauen geht nicht von heute auf morgen. Am Anfang stehen Idee und Konzept, die regelmäßige Ausführung wird jedoch häufig schon ganz zu Beginn der Umsetzungsphase von äußeren und inneren Störfaktoren (*Die Präsentation muss unbedingt heute noch fertigwerden! – Ich bin jetzt einfach zu schlecht drauf ...*)

blockiert. Genau 66 Tage dauert es Studien zufolge (Lally et al., 2010), bis neue Handlungsmuster zu praktizierter Tagesroutine geworden sind. Bis dahin gilt: Nicht aufgeben und sich vor allem schon an kleinen Erfolgen freuen! Unterstützt wird das Erlernen neuer Routinen durch Triggermomente, über das Sinnes-Nerven-System wahrgenommene Auslöser für Handlungen und Gefühle. Als bewusst eingesetzte Trigger eignen sich vor allem speziell ausgesuchte Musikstücke oder Aromadüfte.

Um mit Ruhe in eine schöne Nacht mit gutem Schlaf zu gehen, ist es notwendig, das Tageserleben abzuschließen und dann auch beruhigt hinter sich zu lassen. Das Bewusstsein soll sich aus dem Korsett der tagesbestimmenden Gedanken und Sorgen lösen können. Mit Medienkonsum gefüllte Stunden voll bleibender Belanglosigkeit oder gar aufwühlender Inhalte können dies nicht, wobei nichts gegen ein bewusst gewähltes Fernsehprogramm zur abendlichen Unterhaltung spricht.

Besser geeignet für die Gestaltung eines erholsamen Feierabends als Zeit der Muße sind jedoch je nach persönlicher Vorliebe die ruhige Beschäftigung mit persönlichen Hobbys, Quality-time mit Familie oder Freunden und vor allem Bewegung, um danach frohgemut mit der ganz eigenen Abendroutine in die gute Nacht zu gehen.

So unterschiedlich Lebensführung und Tagesabläufe von Menschen sind, so unterschiedlich müssen auch ihre Alltagsroutinen gestaltet sein. Vorgefertigte Routineabläufe sollen eher als Anregung zur Erstellung eines eigenen Plans verstanden werden, denn als strikte Handlungsanweisung. Erfolgreich praktizierte Abendroutine beginnt jeden Tag zur annähernd gleichen Zeit und klingt mit dem Zu-Bett-Gehen aus. Entsprechend der ganzheitlichen Bedeutung des Nachtschlafs für Körper, Geist und Seele verläuft eine ausgewogene Abendroutine in drei Phasen.

Das geistige Zur-Ruhe-Kommen

Wenn Fernseher, Laptop und Smartphone ausgeschaltet sind, hat der Moment der geistigen Regeneration eigentlich schon begonnen. Um sich tatsächlich vom Tageswerk abkoppeln zu können, hat es sich bewährt, dies als ganz bewussten Zeitpunkt zu gestalten. In den Bereich des geistigen Zur-Ruhe-Kommens fallen nicht nur Übungen, um den Tag bewusst abzuschließen, sondern auch solche, um den nächsten Tag vorzubereiten.

Für die gute Nacht

Der entspannte Abend beginnt am besten mit einer Reduktion der Lichtintensität, um dem Körper zu signalisieren:

› Es wird Nacht. Als Triggerbegleitung können ruhige Entspannungsmusik, vor allem aber Duftaromen diesen Moment verinnerlichen.

› Geeignet sind als Raumspray (15 Tr. äth. Öl/100 ml reiner Alkohol) je nach persönlicher Vorliebe:

· **Mandarine** (*Citrus reticulata*) – beruhigend und entspannend bei Stress; Schlafstörungen durch Traurigkeit und Trauer
· **Echte Kamille** (*Matricaria chamomilla*) – beruhigend bei Ärger, Wut und Zorn; gegen Schlaflosigkeit durch nervöse Anspannung und Stress
· **Sandelholz** (*Santalum album*) – entkrampfend und sinnlich bei Aufregung und Stress
· **Weihrauch** (*Boswellia sacra*) – entspannend und beruhigend bei unerklärlichen Ängsten und Bedrücktheitsgefühlen (nicht pur, sondern in Kombination mit Mandarine verwenden)

Auch individuelle Mischungen passen gut, es sollte zumindest in der Anfangsphase der Ritualeinübung immer derselbe Duft sein.

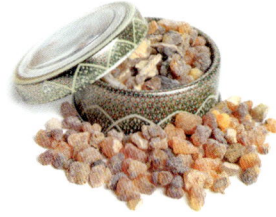

Der praktische Tagesabschluss kann mehrere Tätigkeiten umfassen, oder auch nur eine davon:

- Im Wohnbereich aufräumen und durch äußere auch eine innere Ordnung schaffen.
- Das Outfit für den kommenden Tag überlegen und die Kleidung schon herauslegen.
- Stehen am nächsten Tag wichtige Dinge an, die im Kopf ungeordnet umherschwirren? Alle Gedanken als To-do-Liste oder auch in freier Form aufschreiben und auf den Frühstückstisch legen
- Auch etwaige Sorgen von der Seele schreiben – und den Zettel dann energisch mit den Worten *Bis morgen früh!* in eine Schublade stecken.
- In einem positiven Tagesrückblick die schönen und guten Momente des Tages in rückwärtiger Reihenfolge ins Gedächtnis rufen und aus diesen drei besondere Glücksmomente definieren. Danach schriftlich oder gedanklich zu jedem Glücksmoment hinzufügen, was man selbst dazu beigetragen hat.

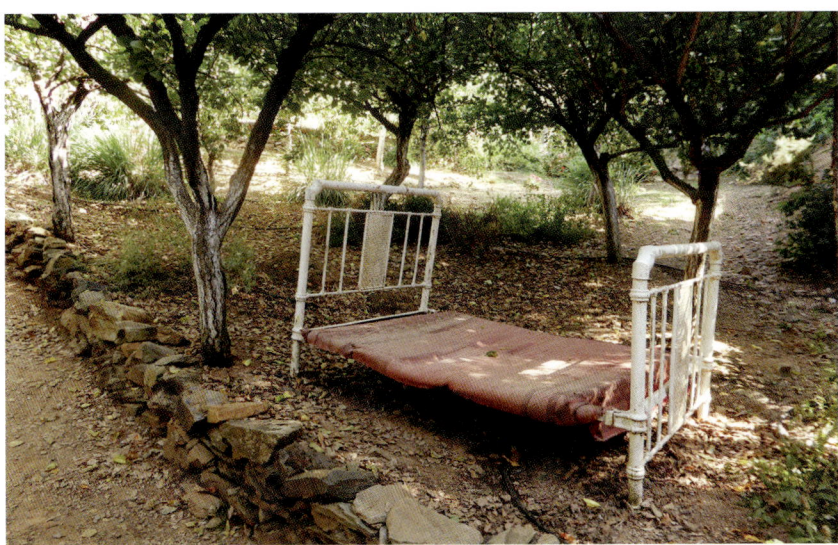

Das Wellness- und Beautyprogramm für die Nacht und den neuen Tag

Wenn die geistige Voraussetzung geschaffen ist, kann sich auch der Körper auf die Nacht einstellen.

Mit kalten Füßen schläft es sich schlecht. Der Beginn des körperlichen Allround-Wellnessprogramms kann deshalb ein routinemäßiges abendliches Fußbad sein. Vollbäder sind zwar fein, passen aber wegen Zeitaufwand und Ökologie nicht gut in einen allabendlichen Routineablauf.

Abendliches Fußbad

· Für ein Abend-Fußbad werden neben einer entsprechenden Schüssel mit ca. 38 °C warmem Wasser lediglich 4 EL Totes-Meer-Salz benötigt. Nach Belieben können ätherische Öle (ca. 5 Tr.) beigegeben werden, es sollte der bereits verwendete Raumduft sein.

Abendliche Körperpflege ist viel mehr als nur Zähneputzen, durch optimale Ausnutzung der organischen Regenerationsleistung während des Schlafs ist sie vielmehr **der** ultimative Beauty-Kick.

Erster Schritt ist unbedingt eine gründliche **Gesichtsreinigung** mit einer sanften Seife, danach sollte eine leichte Feuchtigkeitscreme – entsprechend dem individuellen Hauttyp – aufgetragen werden. Der Zeitpunkt ist hierfür ideal, über Nacht kann die Epidermis Wirkstoffe besonders gut aufnehmen und in tiefere Hautschichten weiterleiten.

Auf Peelings sollte man abends lieber verzichten, hierfür eignen sich besser die frühen Morgenstunden.

Hände und Füße nicht vergessen, vor allem bei trockener Haut und im Winter sollte man ihnen eine Nachtpackung reichhaltiger Creme unter Baumwollhandschuhen oder -socken gönnen.

Für die Haare

Die schlimmsten Auswirkungen der gefürchteten Bad-Hair-Days lassen sich durch ein paar leichte abendliche Kniffe verhindern:

- ein am Oberkopf gebundener Dutt führt zu mehr Volumen am Morgen
- für schön fallende Locken vorm Zu-Bett-Gehen strähnenweise Schnecken in die Haare drehen, feststecken und morgens nur mit den Fingern auflockern, für stärkere Wellen Zöpfe flechten
- Kopfkissen aus Seidenstoff können die ärgsten Verfilzungen verhindern und sorgen für eine glatte Haarstruktur

Wer zum nächtlichen Schwitzen neigt, sollte abends vor dem Bettgehen nochmals **duschen**. Kerzen tauchen das Badezimmer in eine stimmungsvolle und entspannende Atmosphäre.

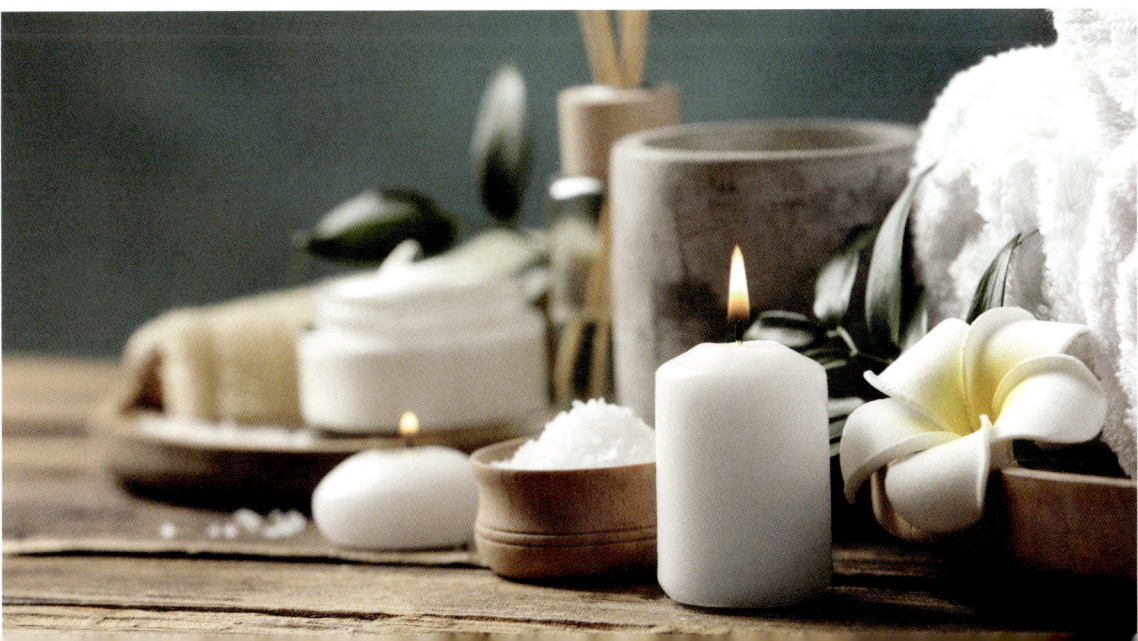

Mit seelischer Entspannung in die Nacht

Um final Abstand zum Tag zu gewinnen, kann folgende Übung helfen:

· kurz vor der Schlafzimmertüre verweilen
· imaginativ alles, was zum Tag gehört, in einen Rucksack packen
· den Rucksack abnehmen, vor die Türe stellen und dann erst das Schlafzimmer betreten

Nicht nur in stressgeplagten Zeiten auch im normalen Alltag führen regelmäßige Entspannungsübungen zu einem sanften Hineingleiten in den Schlaf:

Entspannungsübungen

Abendliche Entspannungsübung für das Sonnengeflecht unterstützt ein freudvolles Erleben der nächtlichen Dunkelheit:

· Die rechte Hand auf das Sonnengeflecht auf dem Oberbauch legen, die linke über den Nacken
· Einatmen, den Atem einige Sekunden anhalten und dabei bewusst in das Sonnengeflecht lenken, langsam aushalten und nochmals innehalten
· Vorgang 10 Mal wiederholen

Calm-down-Entspannungsübung verbessert die Trennung vom Tagesstress und führt unmittelbar zu mehr Ruhe:

· Mit geradem Rücken auf das Bett setzen, Zungenspitze direkt hinter den Schneidezähnen an den Gaumen drücken und den Mund schließen
· Langsam durch die Nase einatmen, fünf Herzschläge abwarten und durch den Mund an der Zunge vorbei wieder ausatmen.
· Mindestens drei Mal wiederholen

Musik erleichtert das Einschlafen und verbessert die Schlafqualität erheblich. Studien (u. a. Reis, 2013) beziehen sich vor allem auf Entspannungs- und Klassische Musik – erlaubt ist prinzipiell, was gefällt, außer Techno und allzu rockige Rhythmen. Die beste Wirkung haben jedoch Schlaflieder, wer erinnert sich nicht gerne an Melodien, die ihm zu Kinderzeiten vorgesungen wurden? Noch schöner, als diese Lieder von Mediengeräten abzuspielen, ist es, sie sich selbst vorzusingen (ausgewählte Schlaflieder ab Seite 181) oder sie gemeinsam mit dem Partner zu singen. Singen hat zudem eine positive Wirkung auf die Psyche und stärkt die Abwehrkräfte.

Auf seelischer Ebene führen regelmäßige **Meditationen** vor dem Einschlafen zu einer geringeren Stressanfälligkeit mit mehr Ruhe und einer verbesserten Schlafqualität.

Wer abends zu besonderen Themen meditiert, erhöht zudem die Chance, von diesen dann zu träumen und sich auch an die Träume zu erinnern.

Geführte Abendmeditationen können gelesen oder mit gedämpfter Lautstärke angehört werden (ausgewählte Abendmeditationen ab Seite 176). Eine entsprechende Wirkung haben die traditionellen Abendgebete.

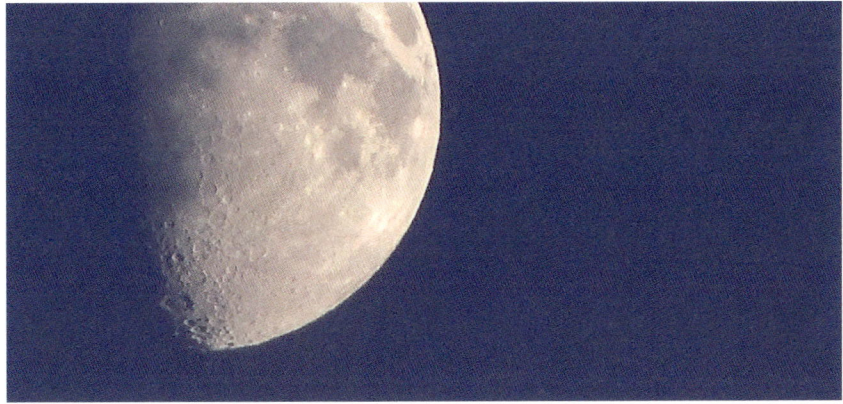

Achtsamkeitsübungen

Wer kurze Achtsamkeitsübungen längeren Meditationen vorzieht, kann sich mit ähnlicher Wirkung durch positiv formulierte Affirmationen auf den Schlaf einstimmen. Schöne Sätze hierfür sind etwa:

- · Ich entspanne mich und schlafe ruhig ein.
- · Ich schlafe ruhig ein und werde glücklich im Reich der Träume schlummern.
- · Nun lasse ich den Tag los und gehe hinein in eine erholsame Nacht.
- · Zufrieden gehe ich nun zur Ruhe, ich fühle mich sicher und geborgen.
- · Mein Schlaf ist tief und erholsam, wenn mein Wecker klingelt, werde ich frisch und wach sein.
- · Meine Gedanken werden nun leicht und ich gleite sanft in die Welt des Schlafs.

  › Die Sätze werden jeweils langsam drei bis fünf Mal wiederholt.

Wer weder Meditationen noch Achtsamkeitsübungen mag, sollte stattdessen zu einem Buch greifen. **Abendliches Lesen** erhöht die Hirntätigkeit und regt die Neubildung von Zellen und neuronalen Verbindungen im Schlaf an.

Die Lektüre sollte allerdings erbaulich sein – trotz des bekannten Schlagers *Ohne Krimi geht die Mimi nie ins Bett* sind Geschichten von Mord und Totschlag dem guten Nachtschlaf nicht besonders zuträglich.

Mein Programm für eine entspannende Abendroutine:

· Für das geistige Zur-Ruhe-Kommen:

_____

_____

_____

_____

· Wellness- und Beautyprogramm:

_____

_____

_____

_____

· Für die seelische Entspannung:

_____

_____

_____

_____

Träume und Albträume

Träume können von wunderschönen Dingen erzählen, aber auch schreckliche Bilder heraufbeschwören. Vor allem sind Träume eine Darstellung einer Gefühlswelt, die bildliche Umsetzung von Emotionen für das Seelenleben.

Was sind Träume und warum träumen wir?

Ist bereits der Schlaf an sich als ein dem Tageserleben entrückter Bewusstseinszustand ein Mysterium, gilt das in besonderem Maße für die den Schlaf als bebilderte Erlebniswelt begleitenden Träume. Die Traumwelt hat eine geheimnisvolle Anziehungskraft, schon früh in der Menschheitsgeschichte wurden Träume dementsprechend als spirituelle Botschaften angesehen wie in den Träumen des ägyptischen Pharaos von sieben fetten und sieben armen Jahren im Alten Testament.

Jeder Mensch träumt, vielmals in jeder Nacht. Auch wenn die durchschnittliche Traumerinnerung (leider) bei nur etwa einer Traumerinnerung pro Woche liegt. Vollkommene Traumlosigkeit ist ausschließlich bei Hirnschädigung, als schwere Nebenwirkung bei der Einnahme von Psychopharmaka sowie bei Drogenkonsum bekannt – ein Zustand, der von den Betroffenen als sehr belastend empfunden wird und der oft Vorbote einer akuten Psychose ist.

Manchmal schwingt beim Erwachen noch eine flüchtige Ahnung des Geträumten mit, die nicht greifbar und noch weniger in Worte zu fassen ist. Beste Voraussetzungen, um sich an Träume zu erinnern, sind gegeben, wenn der Aufwachprozess möglichst störungsfrei verläuft und der geträumte Traum als wichtig oder besonders beeindruckend empfunden wurde. Auch wer sich allmorgendlich damit auseinandersetzt, was er während der Nacht geträumt hat, wird sich zunehmend besser daran erinnern.

Eine bewährte Möglichkeit, die Erinnerung an das nächtliche Traumgeschehen zu trainieren und dieses festzuhalten, ist es, als Morgenritual ein Traum(tage)buch zu führen. Die Erfassung der eigenen Traumwelten ermöglicht einen Blick in das Unterbewusstsein, unterstützt bei der Auseinandersetzung mit Trauminhalten und dabei, Abstand von belastenden nächtlichen Bildern sowie einen unbeschwerten Übergang in den neuen Tag zu schaffen.

Traumtagebuch führen

Eine besondere Form ist nicht gefordert, das Traumbuch kann in der Form eines künstlerischen Bullet Journal oder einfach als Schulheft geführt werden. Wichtig ist, dass es zu einem passt:

· Am Abend schon vornehmen, sich an das Traumleben zu erinnern und es auch umgehend aufzuschreiben.
· Sanfte Wecktöne auswählen, schrille Geräusche verjagen Traumsequenzen zuverlässig.
· Das Traumbuch mit Bleistift auf dem Nachttisch bereitlegen.
· Sofort nach dem Erwachen zu Buch und Stift greifen und die ersten Taumgefühle notieren.
· Auf stichpunktartige Gefühle kann eine Traumbeschreibung folgen.
· Immer mit einer Überschrift und Datum abschließen.

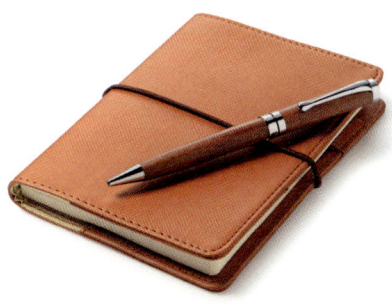

Die Einordnung von Träumen als prophetisches Element wie in der biblischen Geschichte der sieben fetten und sieben dürren Jahre ist nur ein kleiner Teil ihrer Funktion.

Die heute gängigste These liegt in der unterbewusst-psychischen Verarbeitung von Erlebtem und dessen Weiterverarbeitung zu Erlerntem in Form von ständiger neuronaler Neu-Programmierung unserer Gehirnzellen; gleichzeitig können sich in Träumen unterbewusste Wünsche oder Triebe offenbaren.

Unbeeinflusst von Logik oder rationalem Denken legen Träume das Unterbewusstsein mit seinen Wünschen, Zielen und Ängsten frei. Während Traumphasen werden Gehirnregionen aktiviert, die für die Verarbeitung von Gefühlen zuständig sind – der analytische Verstand ist hintenangestellt. Die Sinnesorgane laufen dabei auf *Stand-by*, so dass Umgebungsreize während des Träumens wahrgenommen und in den Traum integriert werden können. Kindern gelingt es erst ab etwa dem 6. Lebensjahr, Traum und Realität komplett voneinander zu unterscheiden.

Im Rahmen dieser neuronal-unterbewussten Abläufe lassen sich deutliche Unterschiede im Traumgeschehen und den Traumarten erkennen:

Einschlafträume

Gedankenreste, die während der Loslösung des aktiven Verstandes wolkenartig verschwimmen, haben immer noch einen Realitätsbezug, sind jedoch schon so weit von der Realität entfernt, dass sie häufig ganz ungewöhnliche Ideen und Gedankenblitze beinhalten, die sich im klaren Tagesbewusstsein nicht gezeigt hätten. Eine Erinnerung an Einschlafträume ist nur möglich, wenn man während dieser Schlafphase geweckt oder aufgrund stressbedingter Schlafstörungen aus dem Einschlafvorgang herausgerissen wird.

REM-Träume: Alltag und Albtraum

Während der REM-Phasen arbeitet das Gehirn auf Hochtouren, auch die Sinne sind voll konzentriert – auf innere, aus Gedankenbausteinen zusammengesetzte Bilder. Manchmal spektakulär und dann auch umso öfter nach dem Erwachen noch präsent, hauptsächlich aber durchaus banal und nur verschwommen in Erinnerung. Dementsprechend wird zunächst in *Klarträume* und *Trübträume* unterschieden. Bestehen die Klarträume aus erschreckenden und angstauslösenden Bildern, werden sie als *Albträume* bezeichnet.

Aufwachträume

Besonders häufig gehen Träume dem Aufwachen voraus, bzw. leiten den Aufwachvorgang ein, wobei im Moment des Erwachens Traum- und Wirklichkeitsbilder verschwimmen können. Mit einsetzender zeitlicher Orientierung verblasst der Traum, der Schläfer ist wieder in sein Tagesbewusstsein zurückgekehrt. In Aufwachträumen zeigen sich oft visionäre Ansätze, vor allem für Künstler und Dichter können dies überaus inspirierende Momente sein.

Tagträume

Die manchmal als reines Abdriften der Konzentration unterschätzten, in wachem Bewusstseinszustand erlebten Tagträume entfalten sich beim Nachlassen der Konzentrationsfähigkeit in geistig oder körperlich anstrengenden Situationen von selbst. Sie können aber auch willentlich herbeigeführt werden. In Ausmaß und Intensität ist die tranceartige Tagtraumwelt weniger intensiv als die Schlaftraumwelt, als imaginäre Fluchtwelt jedoch ein wichtiger emotionaler Schutzraum, der zu einem stabilen Seelenleben beiträgt. Nachweisbar ist dies anhand von Personen, die aufgrund von durch Krankheits- oder Unfallfolgen geschädigten Gehirnarealen keine Tagträume mehr entwickeln können und von damit zusammenhängender geistiger und emotionaler Leere berichten. Ähnlich dem nächtlichen Traumgeschehen verbessert auch der Tagtraumzustand die neuronale Vernetzung einzelner Gehirnbereiche, ist dabei jedoch viel näher an aktuellen Tagesthemen und Problemstellungen. Tagträume sind die Grundlage von Geistesblitzen und schenken eine schöne Möglichkeit, schwierige Situationen durchzustehen.

Um das Tagtraumbewusstsein zu verbessern und Tagträume für Geistesblitze herbeizurufen:

- **morgens**: Topas Dil. D20 (ApoWelis Rezeptur 5226) Apotheke an der Weleda Schwäbisch Gmünd, 10 Tr.
- **abends**: Vinca minor (Kleines Immergrün) Dil. D4, 4 Tr.

Fieberträume

Vor allem bei Kindern kann hohes Fieber aufgrund der erhöhten Reizbarkeit der Gehirnzellen zu Halbschlaf- und Wachträumen mit Halluzinationen – Sinneswahrnehmungen ohne äußere Anreize – führen. Häufig ist dieser Zustand von Angst und Schmerz begleitet, und kann erschreckend wirken, führt jedoch zu keinen Folgeerscheinungen oder Komplikationen im Krankheitsverlauf.

Wichtigste Maßnahme, um **angsterfüllte Fieberträume** zu lindern, ist vor allem bei Kindern, eine Hand mit lockerem, aber beständigem Druck zu umfassen. Umarmendes Festhalten, so liebevoll es auch gemeint ist, kann zu einer weiteren Verschlimmerung führen. Sehr beruhigend ist es für Kinder, ein liebgewonnenes Kuscheltier in den Arm gelegt zu bekommen.

Um in einen ruhigen Schlaf zurückzuführen, hilft:

- **Belladonna Planta tota Rh D20 Weleda**, 5–10 Tr. auf die innere Unterlippe tropfen (durchaus großzügig auftragen, lieber weniger festhalten und mehr verschütten)

Zur Vorbeugung bei bekannter Neigung zu imponierenden Fieberträumen wirkt das allgemein bei fieberhaften Infekten angezeigte

- **Belladonna/Chamomilla Wala**, stündl. 3 Glob. bis zu 8 x tägl.

Besondere Träume

Träume erlauben einen Blick in das Innere zu tun, es kann wie ein Blick in den Spiegel sein, in dem sich aber nicht das optische Spiegelbild, sondern das Unterbewusstsein offenbart. Während Klarträume unterbewusste Regungen ohne willentliche Entscheidung mehr oder minder direkt veranschaulichen, können luzide Träume durch die willentliche Steuerung von Unterbewusstsein und bewusstes Handeln in einer gewünschten Wirkrichtung verbunden werden.

› Klarträume als Quelle geistig-seelischer Erfrischung und Freude

Beim Träumen bearbeiten wir aktuelle Themen wie eine Art Rollenspiel, in das bekannte Informationen kreativ eingebaut werden. Hieraus entstehen neue Denkmuster, überholte Strukturen können entsprechend einem geistigen Verjüngungsprozess als nicht mehr relevant aussortiert werden. Je reichhaltiger und intensiver das Traumerleben, umso frischer das morgendliche Gefühl – auch wenn nicht jeder einzelne Traum in bewusster Erinnerung verankert ist. Träume sind pure Gefühle. Gut träumen zu können wird oft als Glücksgefühl erlebt, es kann in dunklen Zeiten wahrlich beflügeln.

Träume erleben

Um das schöne Traumbewusstsein zu unterstützen, Träume klarer erscheinen lassen und daraus Inspiration zu ziehen eignet sich:

· **Mädesüß** (*Filipendula ulmaria*), 1 Tasse Tee/10 Tr. Urtinktur zum Einschlafen – fördert Intuition und Traumbewusstsein

· **Echtes Geißblatt** (*Lonicera caprifolium*, Blüten), 1 Tasse Tee vor dem Einschlafen – verbessert das Traumerleben, für Träume von glücklichen Zeiten; eine Vase Geißblatt im Schlafzimmer bringt Träume von Erotik, Liebe und Romanzen (deshalb durfte noch Ende des 19. Jahrhunderts in Oberbayern vor dem Zimmer unverheirateter Mädchen kein Geißblatt wachsen)

· **Immortelle** (*Helichrysum italicum*), als Trockenstrauß oder Duftsäckchen unter dem Kopfkissen – verstärkt Träumfähigkeit, Traumerleben und Traumerinnerung; unterstützt über Träume innere Anspannung zu lockern

· **Argentum metallicum (Silber) Dil. D30**, 3 Tr. beim Zu-Bett-Gehen – fördert das schöne Traumbewusstsein in ansonsten dunklen Zeiten

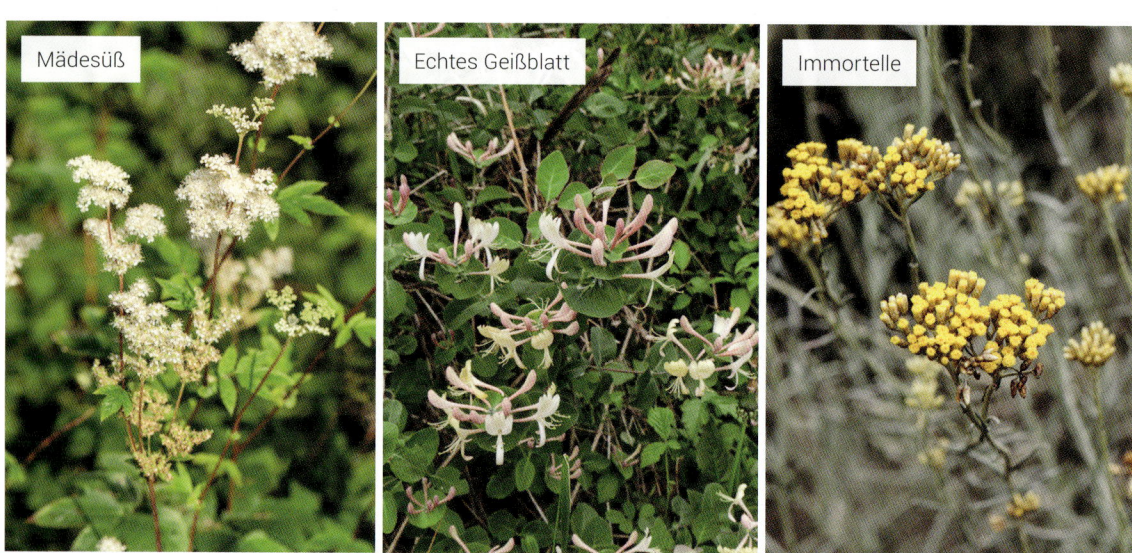

Mädesüß

Echtes Geißblatt

Immortelle

› Klarträume als Albträume zur Verarbeitung belastender Situationen

Werden Klarträume mit erschreckenden und angstauslösenden Bildern von Angst und Panik flankiert, verarbeitet das Gehirn gerade belastendes Tagesgeschehen, traumatisierende Erlebnisse oder psychische Probleme. Möglich ist auch ein körperlicher Hintergrund durch mangelnde Sauerstoffversorgung, der in früherer Zeit als Hinweis auf *Alpdruck verursachende Truden* verstanden wurde, die sich dem Schläfer auf die Brust gesetzt hatten (siehe dazu Apnoe-Syndrom, siehe Seite 144).

Besonders eindrucksvolle Albträume verbleiben auch nach einem nächtlichen Erwachen noch im Bewusstsein, meist ist aber klar, dass es *nur ein Traum* war. Der Schrecken liegt eher in der Überlegung, ob der Traum möglicherweise eine Warnung oder eine Vision gewesen sein könnte. Albträume sind vor allem Spiegel aktueller Sorgen oder Belastungen und Hintergrund sorgenbedingter Durchschlafstörungen (S. 103). Eine konkrete Traumerinnerung kann positiv sein, da sie ermöglicht, abstrakte Sorgengedanken auf klare Bilder zu übertragen, um sich damit **überhaupt** erst auseinandersetzen zu können.

Ist der Aufwachprozess von heftigem Erschrecken ohne örtlich-zeitliche Orientierung verbunden, wird dies als Nachterschrecken (*Pavor nocturnus*) bezeichnet, das wie auch Albträume als wiederkehrende Ereignisschau im Zusammenhang mit einer Posttraumatischen Belastungsstörung stehen kann.

Auch Alkohol- und Drogenkonsum führen zu massiven Angstträumen, manchmal noch Jahre nach einem erfolgreichen Entzug.

Gegen Albträume

Bei Albtraumneigung ohne konkreten bzw. bekannten Auslöser wirken:

- **Katzenminze** (*Nepeta cataria*), 1 Tasse Tee vor dem Schlafengehen über mindestens 3 Wochen – mildert Albtraumneigung und verhilft zu guten Gedanken beim Einschlafen
- **Echtes Labkraut** (*Galium verum*), als Wandkranz, Kissenfüllung oder zusätzliches Kräuterkissen – beruhigend bei Schlaflosigkeit, regt das Traumgeschehen an und lindert Albtraumneigung
- **Melisse** (*Melissa officinalis*), 1 Tasse Tee vor dem Schlafengehen – unruhige Träume, Albträume, die in keiner bildlichen Erinnerung bleiben
- **Paeonia officinalis Dil. D3 DHU** (Pfingstrose), abends 10 Tr. – Schlaflosigkeit infolge schlechter Träume mit häufigen Albträumen und Albdrücken
- **Zincum cyanatum F Komplex Nr.204 Nestmann**, abends 3 Tab.

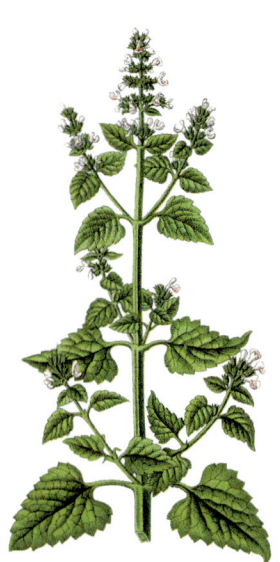
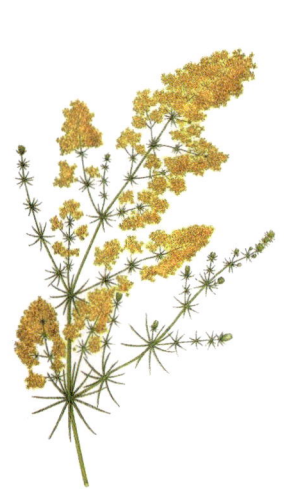
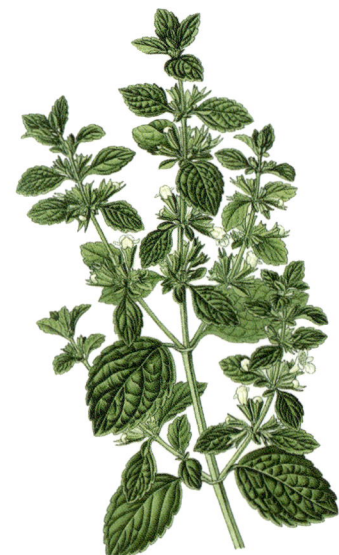

Wiederkehrende Albträume können psychotherapeutisch durch die sogenannte *Imagery Rehearsal Therapy* abgemildert werden, der bekannte Albtraum wird dazu aufgeschrieben, dabei aber in seiner Handlung so abgeändert, dass er zu einem guten Ende führt. Die neu entstandene Geschichte wird vor dem Schlafengehen nochmals durchgelesen.

Unterstützt wird die seelische Beruhigung von:
- **Solunat #14 Polypatik**, 15–20 Tr. beim nächtlichen Erwachen nach belastenden Albträumen und nach *Pavor nocturnus*

Belastende, wiederkehrende Albträume von Verstorbenen verschwinden oft auf die Gabe von:
- **Cuprum metallicum D6** (Kupfer), 3 x tägl. 5 Glob.

Bei wiederholtem Erwachen mit *Pavor nocturnus* nach Schocksituationen oder in belastenden Phasen hilft:
- **abends**: Argentum/Rohrzucker (Wala), 10 Glob.
- **morgens**: Lac humanum (Muttermilch) Dil. C200, 10 Tr.
- **Synergon 32 Agaricus N Tropfen Kattwiga**, 5–10 Tr. direkt nach dem Erwachen

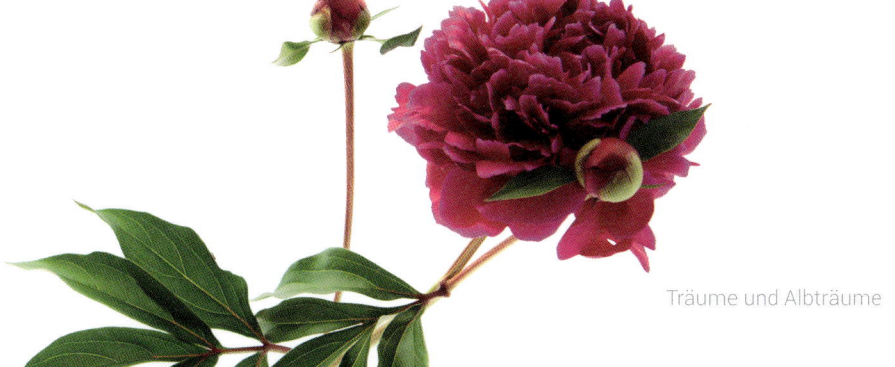

Viele der erschreckenden Albtraum-Szenarien sind wiederkehrende Elemente im Aufarbeitungs- und Hinweisrepertoire des menschlichen Unterbewusstseins, wie etwa:

· Träume von Toten und Todesbilder entstammen meist der Erschöpfung des Träumers oder beziehen sich auf die notwendige Ablösung von einer Person oder Sache
· Fallträume, wie sie vor allem bei Jugendlichen häufig auftreten, zeigen Angst vor Kontrollverlust oder allgemeine Unsicherheit in Bezug auf die Umwelt
· Nacktträume verbildlichen die Angst vor Bloßstellung und davor, durchschaut zu werden
· Träume davon, verfolgt zu werden, entstehen aus einem möglicherweise nur unterbewusst bestehenden Fluchtgedanken vor bestimmten Situationen oder aus einer Verantwortung
· Flugträume werden manchmal als angstmachend interpretiert, sind aber eher ein Hinweis auf starke mentale Verfassung

Indianische Traumfänger aus einem in einen Weidenring geflochtenen Netzgewebe mit Federn und anderen Anhängern, die manchmal zur Behebung von Albtraumdruck empfohlen werden, sollten sehr vorsichtig eingesetzt werden. Erfahrungsgemäß halten sie nicht nur schlechte, sondern alle Träume ab, was durch die fehlende Traumarbeit völlig kontraproduktiv und sehr belastend ist.

Eine europäische Entsprechung albtraumabhaltender Kultgegenstände sind die Neunmondmesser, in deren Klingen neun Mondsicheln und neun Kreuze eingeschlagen sind. Sie wurden auf Nachttische und Wiegen gelegt, um sie bei Albdruckgeschehen sogleich zur Hand zu haben und einen Streich durch die Luft zu vollführen, der die *Trud* verscheuchen würde.

› Willentliche, luzide und visionäre Träume

Nicht nur um visionäre und prophetische Träume zu evozieren, sondern auch um aus dem Unterbewusstsein Lösungsmöglichkeiten für anstehende Entscheidungen zu bekommen und diese im Gedächtnis als Ablaufschema zu verankern, kann die Methode des luziden Träumens eingesetzt werden. Es handelt sich dabei um einen willentlich gesteuerten Traum, bei dem sich das Bewusstsein noch zum Teil im Wachzustand befindet – man weiß, dass man träumt. Eine relativ leicht erlernbare Möglichkeit, entsprechende Klarträume hervorzurufen ist, im Einschlafvorgang noch aus dem Wachbewusstsein heraus den Traum zu initiieren. Dies wird beispielsweise von Spitzensportlern angewendet, um sich Bewegungsabläufe einzutrainieren und zu merken. Auch um Inspirationen für Alltag, Liebesleben und Beruf zu bekommen, hat sich das Herbeirufen luzider Träume bewährt.

Visionäre Trance ist ein dem luziden Träumen sehr nahekommender Bewusstseinszustand, als Traumvision ist sie vor allem aus dem Bereich des Tempelschlafs im antiken Griechenland bekannt. Heilkundige Priester schlossen aus der Auslegung von Träumen ihrer Patienten während deren Aufenthalts in den Tempeln wie in Epidauros auf die notwendigen therapeutischen Maßnahmen.

Luzides Träumen wird verstärkt durch das Räuchern von:

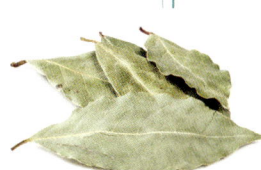

· **Beifuß** (*Artemisia vulgaris*) oder **Lorbeer** (*Laurus nobilis*) im Schlafzimmer – Räucherkohle auf dem Gittereinsatz eines Räucher-Stövchens entzünden, wenn sie glüht, 1 EL Kräuter auflegen; mit Hand oder Feder im Zimmer verwedeln

· zusammen mit **Argentum metallicum Dil. C30** (Silber), beim Zu-Bett-Gehen 7 Tr.

Der frische Start in den neuen Tag

Wer schon abends weiß, dass er den neuen Tag frisch und entspannt begrüßen können wird, schläft besser. Entsprechend einer geregelten Abendroutine empfiehlt es sich deshalb, auch eine persönliche Morgenroutine zu gestalten.

Das Angenehme: Sie fällt meist wesentlich leichter als eine Abendroutine, da der Tag in der Regel ruhiger und mit weniger Ablenkungen beginnt, als er endet. Das Erwachen soll von Hektik entfrachtet sein, um Körper, Geist und Seele die Möglichkeit zu geben, langsam auf Betriebstemperatur hochzufahren. Am besten sollte man immer zur gleichen Zeit aufstehen, als Vorlauf für den Start in den Arbeitstag mit der Einplanung eines Zeitpolsters von etwa einer Stunde. Der Routineablauf selbst unterliegt persönlichen Notwendigkeiten und Vorlieben – bei 25-jährigen Singles gestaltet sich ein Morgen definitiv anders als in einer Großfamilie mit vier Schulkindern.

Wie der Morgen gut beginnt

· Ein guter Morgen beginnt bereits mit dem Wecken; schrille Töne reißen zwar nachhaltig aus dem Schlaf, führen dabei jedoch schon zu den ersten Stressreaktionen des Tages. Besser auf einen sanfteren Weckruf ausweichen, auch Lieblingslieder sind gut geeignet. Mehrfach die Snooze-Taste zu betätigen, verhilft keineswegs dazu, ausgeschlafener zu sein, sondern erhöht nur den Stressfaktor.

· Noch im Bett ausgiebig strecken und dehnen, damit der Kreislauf in Schwung kommt.

· Die Vorhänge aufziehen oder im Winter Licht einschalten, um dem Körper zu signalisieren: Es ist Tag, jetzt wird aufgestanden!

· Nach dem Aufstehen gleich die Zähne putzen, um den Mundraum von Stoffwechselabbauprodukten, also vom Körper ausgeschiedenen Restmüll, zu befreien, die sich über Nacht angelagert haben.

· Für einen frischen Teint und gegen jede Restmüdigkeit das Gesicht möglichst kalt abwaschen.

· Für energieliefernde Gymnastikübungen wäre jetzt der beste Zeitpunkt des Tages, möglichst sogar vor dem offenen Fenster.

· Während die Kaffeemaschine läuft oder das Teewasser aufkocht, ein Glas heißes Wasser trinken, um den Organismus auf Trab zu bringen und den Stoffwechsel anzukurbeln.

· Selbst wenn das Frühstück Energie für den ganzen Tag gibt, kann nicht jeder bereits am frühen Morgen essen. Misslingt auch der Versuch, zumindest 3 Löffel Haferflocken zu sich zu nehmen, sollte man sich nicht weiter dazu zwingen, sondern in Ruhe Kaffee oder Tee trinken und die erste Mahlzeit auf etwas später verschieben.

· Zumindest bis Frühstück oder Morgenkaffee beendet sind, sollte das Smartphone ausgeschaltet bleiben.

Zusätzliche Frischekicks für die Morgen-Routine:

· morgendliches Tautreten weckt die Lebensgeister und stärkt die Immunabwehr

· Positive Morgenaffirmationen entlassen seelisch gestärkt in den Tag: **Heute ist ein schöner Tag!**

· Noch vor der ersten Tasse Kaffee ans offene Fenster, auf Balkon oder Terrasse gehen, etwas Grünes (Wiese, Baum oder zumindest den grünen Klappstuhl) fokussieren, dann die Wahrnehmung ganz auf das Gehör richten. Was ist alles zu hören?

Mein Programm für eine entspannende Morgenroutine:

_____

_____

_____

_____

_____

_____

_____

_____

_____

_____

„Guten Morgen, guten Morgen, guten Morgen,
Sonnenschein. Diese Nacht blieb dir verborgen,
doch du darfst nicht traurig sein."

Nana Mouskouri

Ausgewählte Texte

Ausgewählte Abendmeditationen

Abendmeditationen sind ähnlich einem Gebet, aber ohne religiösen Hintergrund, die ruhige Verknüpfung verschiedener, in Worte gefasster Besinnungsmomente.

Gedanken und Bilder, die dabei im Geist entstehen, müssen nicht gehalten werden. Durch ihr Vorbeiziehen ermöglichen sie vielmehr, als Gefühlseindrücke aus dem aktiven Tagesgeschehen heraus in eine entspannende und kontemplative Ruhephase hineinzugehen. Die Form, in der diese Meditationen durchgeführt werden, ist nicht festgelegt.

Eine Möglichkeit ist es, die Texte vor dem Löschen des Nachttischlichts zu lesen und auf sich wirken zu lassen. Kürzere Texte (*Beim Läuten der Glocken*, *Wanderers Nachtlied*, *Um Mitternacht* und *Die goldene Kugel*) regen dazu an, nach dem Löschen des Nachtlichts den beschriebenen Meditationspfad zu gehen und den Worten nachzuempfinden, längere Texte werden besser als geführte Meditationen umgesetzt.

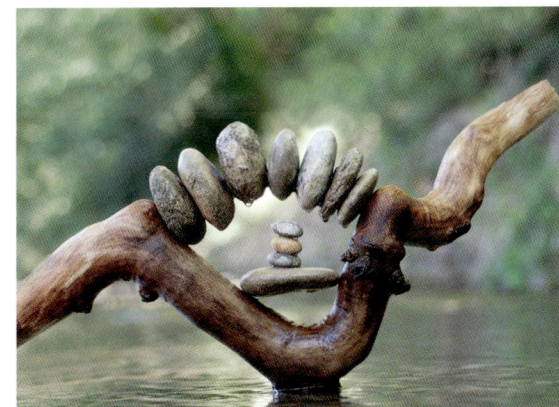

Das Amphitheater der Nacht und *Sterne an den Himmel hängen* können als gesprochene Texte in der Freya-App gehört, oder auch selbst und in Ich-Form gelesen mit der Diktierfunktion des Smartphones aufgenommen werden.

» Gelesene Texte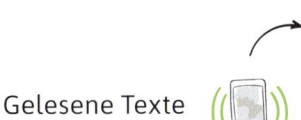

Das Amphitheater der Nacht

Setze dich im Schlafzimmer auf einen bequemen Sessel oder auf das Bett, so dass du bequem die Beine ausstrecken kannst. Dehne deine Schultern und lehne dich in entspannter Haltung zurück, lockere nochmals deine Beine, dann schließe deine Augen.

Vor deinem inneren Auge hebt sich die Wand vor dir zu einem Bogen empor, hinter dem sich eine in diffuses Dämmerungslicht getauchte Landschaft öffnet.

Bäume zeichnen sich gegen den Abendhimmel ab, der ganz hinten am Horizont, wo eine sanfte Hügelkette mit ihm verschwimmt, noch einen zartblauen Streifen zeigt. Im Vordergrund breitet sich eine weite Aue aus, die zu einem von dunklen Sträuchern gesäumten Bachlauf hinabführt. Hier und da ragen einzelne Halme heraus, die sich in der leichten Abendbrise neigen.

Du siehst, dass der Wiesenteppich bis zu dir heranreicht und stehst auf, um zu spüren, wie sich das abendtaufeuchte Gras unter deinen Füßen anfühlt. Es ist ganz weich, hier und da spürst du ein feines Moospolster. Ist die Sonne auch schon hinter dem Horizont versunken, ist es doch noch sehr mild und der Boden fühlt sich angenehm an. Die Gänseblümchen haben ihre Köpfchen schon geschlossen, aber noch schimmern einzelne Pusteblumen silbrig im Abendlicht.

Während du weitergehst, merkst du, wie die Wiese immer feuchter wird, die Moospolster immer mehr ... und schließlich ein schmales Rinnsal, von dem zarter Nebel in die Abendluft aufsteigt, den Weg zu einem mit runden Steinen gefassten, ganz flachen Quellbecken weist.

Vorsichtig trittst du hinein, das Wasser ist angenehm warm, es entspringt direkt vor dir in Kniehöhe aus einem der Steine, fließt um deine Füße herum und hinter dir aus dem Becken wieder heraus. Während du die Wärme genießt, wird die Strömung um deine Füße stärker. Das

Wasser umfließt deine Füße mit merkbarem Druck, macht dabei kleine Wellen und Strudel, bevor es sich verfließt ... Du hebst ein Bein leicht an und bemerkst, dass es ganz leicht geht, so als hätte das Wasser ein an ihm haftendes Gewicht mit sich genommen. Auch dein anderes Bein lässt sich leicht heben ...

Entsprechend leichten Schrittes trittst du aus dem Quellbecken heraus und setzt deinen Weg durch die Abendaue fort, hin zu einer hoch in den immer dunkler werdenden Himmel aufragenden Baumgruppe.

Kein Zweig regt sich, als du den geschützten Raum inmitten der vier Eichen betrittst, es ist ein wohliger Ort.

Einer der alten Bäume scheint wie von einem schwachen Lichtschein von innen heraus erleuchtet. Du gehst näher und siehst, dass der Baum hohl ist. Einem Impuls folgend greifst du in deine rechte Tasche und ziehst ein Päckchen heraus, von dem Du zuvor noch gar nicht wusstest, dass du es mit dir herumträgst, und legst es in den Baum hinein.

Du möchtest dich gerade bei dem Baum bedanken für das, was er dir abgenommen hat, doch da weht plötzlich eine Böe durch die Äste, schiebt die dicke Borke wie einen Vorhang über die Öffnung im Baumstamm, spielt mit den Blättern über dir, lässt die Zweiglein knacken – und fordert dich sanft auf, hinauszugehen aus dem Baumkreis. Es ist Zeit für dich, zurückzukehren.

Noch einmal blickst du zum Horizont, wohin sich jetzt nachtblaue Dunkelheit erstreckt ... friedlich hat sich die Nacht über das Land gelegt, in Frieden und mit leichter Seele kannst du nun auch nach Hause gehen ... Schritt für Schritt ... mit Vertrauen in die Nacht ... langsam und bewusst ... zurück in dein Zuhause ... Schritt für Schritt, bis du wieder angekommen bist.

Sachte dehnst du deine Schultern, deine Arme, deine Beine, öffnest langsam die Augen ... um gleich darauf in einen guten Schlaf zu finden.

Sterne an den Himmel hängen

Lösche im Schlafzimmer das Licht, so dass es nur noch von Mond und Sternen oder einem ganz gedämpften Licht erhellt wird und öffne das Fenster. Atme die Nachtluft mehrmals bewusst ein und aus und spüre ihrem besonderen Geschmack nach. Sind die Temperaturen mild genug, lass das Fenster zumindest geöffnet, bis du zu Bett gehst. Nun suche dir einen Platz, an dem du bequem angelehnt so sitzen kannst, dass du bei geöffneten Vorhängen zum Fenster hinausschaust, dann schließe die Augen.

Wie ein zarter Schleier umhüllt dich das nachtblaue Firmament und wölbt sich hoch über dich hinauf in den Himmel. Die Nacht wird merklich dunkler, noch immer aber ziehen die dämmergrauen Abendwolken langsam ihre Bahnen. Weit entfernt, in den Tiefen des Himmelszelts siehst du ferne Sterne schimmern. Ihr Licht aus längst vergangener Zeit erzählt dir von Geborgenheit in ihrem Schein und von Glücksmomenten in ihren Schnuppen. Ein kleiner Stern blinkt ganz besonders hell, er möchte erzählen von Wünschen und von Glück, von guten Träumen und vom ewigen Sein der Natur.

Viele Sterne leuchten nun neben deinem kleinen Stern in der tiefen Nacht, sie alle schenken Glück und gute Träume, kennen auch die geheimen Wünsche und wissen um das ewige Sein ... doch sie sind alle so weit weg von dir.

   Da hörst du ein kleines helles Sternenlachen, fein und silbrig ... und dann schickt der kleine Stern einen hellen Lichtstrahl herab, weit durch die Nacht bis zu dir. Jetzt erst bemerkst du, dass neben dir ein großer Bastkorb steht, aus dem ein feiner Schimmer dringt. Sterne sind darin! Die einen kleiner, die anderen größer. Ihr Leuchten scheint bis hinauf zu den Abendwolken, die jede für sich einen festen Platz gefunden zu haben scheinen, und spiegelt sich darin. Daneben liegt ein Schäferstab. Und du weißt, was du jetzt zu tun hast.

Ganz achtsam, um nur den Korb nicht umzuwerfen, stehst du auf, greifst nach dem Stab, richtest dich auf und hängst vorsichtig Stern für Stern an eine Wolke. Große Sterne und kleine Sterne, die einen schimmern mehr weiß, die anderen fast schon zartorange.

Jeder der Sterne trägt einen Wunsch bei sich, den du jetzt erfüllen kannst ... jeder Stern erzählt von der Ewigkeit von Licht und Nacht, ... jeder einzelne Stern bringt dir Glück – und als du schließlich den letzten Stern hinaufhängst, weißt du, dass er dein guter Traumstern ist.

Du bist geborgen im Schein des Sternenlichts.

Noch einmal atmest du die frische Nachtluft tief in dich hinein, spürst ihrem besonderen Duft nach und lehnst dich zurück, müde vom vergangenen Tag.

Öffne nun die Augen und geh zu Bett, um mit Freude und Zuversicht die kommende Nacht und ihre Sternenmomente zu empfangen.

Die goldene Kugel

Du liegst in deinem Bett, die Welt rundum ist zur Ruhe gekommen.

So wie auch du.

Deine Augen sind geschlossen, doch deine Sinne sind noch wach. Hörst du ein Käuzchen? Oder war es nur der Wind im Baum? So dunkel die Nacht rundum, fasst du einen hellen Gedanken. Es ist kein Wort, keine Beschreibung, sondern eher ein Gefühl. Tief aus deinem Inneren heraus breitet es sich aus, golden und warm und gut. Du spürst, wie du selbst golden wirst, von innen nach außen und schließlich deine ganze Haut davon überzogen ist. Noch ein Stück weiter dehnt sich der Glanz aus, so lange bis du vollständig in eine goldene Kugel eingehüllt bist. Behütet und sicher, umgeben von den schönsten Traummomenten ...

Wanderers Nachtlied

Über allen Gipfeln
Ist Ruh',
In allen Wipfeln
Spürest du
Kaum einen Hauch;
Die Vögelein schweigen im
Walde.
Warte nur! Balde
Ruhest du auch.

Johann Wolfgang von Goethe

Beim Läuten der Glocken

Beim Läuten der Glocken
das Schöne bewundern,
das Wahre behüten,
das Edle verehren,
das Gute beschließen.

Es führet den Menschen
im Leben zu Zielen,
im Handeln zum Rechten,
im Fühlen zum Frieden,
im Denken zum Licht
und lehrt ihn vertrauen
auf göttliches Walten
in allem, was ist,
im Weltenall, im Seelengrund

Rudolf Steiner

Um Mitternacht

Gelassen stieg die Nacht ans Land,
Lehnt träumend an der Berge Wand,
Ihr Auge sieht die goldne Waage nun
Der Zeit in gleichen Schalen stille ruhn;
Und kecker rauschen die Quellen hervor,
Sie singen der Mutter, der Nacht, ins Ohr
Vom Tage, vom heute gewesenen Tage.

Das uralt alte Schlummerlied,
Sie achtet's nicht, sie ist es müd;
Ihr klingt des Himmels Bläue süßer noch,
Der flücht'gen Stunden gleichgeschwungnes Joch.
Doch immer behalten die Quellen das Wort,
Es singen die Wasser im Schlafe noch fort
Vom Tage, vom heute gewesenen Tage.

Eduard Mörike

Ausgewählte Abend- und Schlaflieder

Abendlied

Der Mond ist aufgegangen
Die goldnen Sternlein prangen
Am Himmel hell und klar:
Der Wald steht schwarz und schweiget,
Und aus den Wiesen steiget
Der weiße Nebel wunderbar.

Wie ist die Welt so stille,
Und in der Dämmrung Hülle
So traulich und so hold!
Als eine stille Kammer,
Wo ihr des Tages Jammer
Verschlafen und vergessen sollt.

Matthias Claudius

Guten Abend, gute` Nacht

Guten Abend, gute` Nacht,
mit Rosen bedacht,
mit Näglein besteckt,
schlupf unter die Deck':
Morgen früh, wenn Gott will,
wirst du wieder geweckt.

Guten Abend, gute` Nacht,
von Englein bewacht,
die zeigen im Traum
dir Christkindleins Baum.
Schlaf nun selig und süß,
schau im Traum 's Paradies.

Des Knaben Wunderhorn / Johannes Brahms

Weißt du, wieviel Sternlein stehen

Weißt du, wieviel Sternlein stehen
An dem blauen Himmelszelt?
Weißt du, wieviel Wolken gehen
Weithin über alle Welt?
Gott der Herr hat sie gezählet,
Daß ihm auch nicht eines fehlet,
An der ganzen großen Zahl.

Weißt du, wieviel Mücklein spielen
In der hellen Sonnenglut?
Wieviel Fischlein auch sich kühlen
In der hellen Wasserflut?
Gott der Herr rief sie mit Namen,
Daß sie all' ins Leben kamen,
Daß sie nun so fröhlich sind.

Weißt du, wieviel Kinder frühe
Stehn aus ihren Bettlein auf,
Daß sie ohne Sorg' und Mühe
Fröhlich sind im Tageslauf?
Gott im Himmel hat an allen
Seine Lust, sein Wohlgefallen,
Kennt auch dich und
hat dich lieb.

Volkslied

Mondnacht

Es war, als hätt' der Himmel
Die Erde still geküßt,
Daß sie im Blütenschimmer
Von ihm nun träumen müßt'.

Die Luft ging durch die Felder,
Die Ähren wogten sacht,
Es rauschten leis' die Wälder,
So sternklar war die Nacht.

Und meine Seele spannte
Weit ihre Flügel aus,
Flog durch die stillen Lande,
Als flöge sie nach Haus.

Josef von Eichendorff
Johannes Brahms

Anhang

Quellenangaben und weiterführende Literatur

Anderson J.L. et al.: „Sleep in fall/winter seasonal affective disorder: Effects of light and changing seasons" in Journal of Psychosomatic Research 38, 1994

Anslie, P.N. et al.: „Breathing and sleep at high altitude" in Respir Physiol 188, 2013

Aristoteles: Kleine naturwissenschaftliche Schriften (Parva naturalia). Reclam, 1997

Aubry, J.M. et al.: „The cortisol awakening response in patients remitted from depression" in Journal of Psychiatric Research 44, 2010

Axelsson J. et al.: „Beauty sleep: experimental study on the perceived health and attractiveness of sleep deprived people" in BMJ 341, 2010

Balkin, T. et al.: „The process of awakening: A PET study of regional brain activity patterns mediating the reestablishment of alertness and consciousness," in Brain 125, 2002

Baumgartner, A. et al.: „Influence of partial sleep deprivation on the secretion of thyrotropin, thyroid hormones, growth hormone, prolactin, luteinizing hormone, follicle stimulating hormone, and estradiol in healthy young women" in Psychiatry Research 48, 1993

Bellastella, G. et al.: „Chronothyroidology: Chronobiological Aspects in Thyroid Function and Diseases" in Life 11, 2021

Bellesi, M. et al.: „Sleep and Wake Affect Glycogen Content and Turnover at Perisynaptic Astrocytic Processes" in Front. Cell. Neurosci., 12, 2018

Bergmann, O. et al.: „Identification of cardiomyocyte nuclei and assessment of ploidy for the analysis of cell turnover" in Experimental Cell Research 317, 2011

Betz, M. et al.: „Schlafgewohnheiten und Gesundheit bei Jugendlichen und jungen Erwachsenen" in Deutsche Medizinische Wochenschrift 137, 2012

Blume, Ch. et al.; „Effects of the COVID-19 lockdown on human sleep and rest-activity rhythms" in Current Biology 30, 2020

Bolten, M.: „Regulationsstörungen der frühen Kindheit: diagnostische Grundlagen, Behandlungskonzepte und -methoden" auf DGVT Fort- und Weiterbildung, 2010 (http://www.dgvt-fortbildung.de/interaktive-fortbildung/archiv-der-fachartikel/archiv/m-bolten-2010-regulationsstoerungen-der-fruehen-kindheit/, Stand 08.01.1014)

Buijs, F.N. et al.: „The circadian system: A regulatory feedback network of periphery and brain" in Physiology 31, 2016

Cajochen, Ch.: „Evidence that the Lunar Cycle Influences Human Sleep" in Current Biology 23, 2013

Casiraghi, L. et al.: „Moonstruck sleep: Synchronization of human sleep with the moon cycle under field conditions" in Sci Adv 7, 2021

Chamine, I. / Oken, B.S.: „Aroma Effects on Physiologic and Cognitive Function Following Acute Stress: A Mechanism Investigation" in Journal of Alternative and Complementary Medicine 22, 2016

Chanda, T. et al.: „Appraisal of Bed Linen Performance with Respect to Sleep Quality" in Textile & Leather Review 3, 2020.

Chang, A.-M. et al.: „Evening use of light-emitting eReaders negatively affects sleep, circadian timing, and next-morning alertness" in PNAS 112, 2015

Cohen, S. et al.: „Sleep Habits and Susceptibility to the Common Cold" in Arch Intern Med. 169, 2009

Convocar, J.L.: „Common Sleeping – Related Problems and Illnesses of Persons who Stayed within Geopathic Stress Zone" in JPAIR Multidisciplinary Research Journal 10, 2012

Copinschi, G. / Turek, F. W. / Van Cauter, E.: „Endocrine rhythms, the sleep-wake cycle, and biological clocks" in Endocrinology, 2010

Dharmadhikari, N.P. et al.: „Effect of geopathic stress zone on human body voltageand skin resistance" in Journal of Engineering and Technology Research 3, 2011

Dimitrov, St. et al.: „Gαs-coupled receptor signaling and sleep regulate integrin activation of human antigen-specific T cells" in Journal of Experimental Medicine 216, 2019

Ferini-Strambi, L.: „Neuropathic Pain and Sleep: A Review" in Pain and Therapy 6, 2017

Fultz, N.E. et al.: „Coupled electrophysiological, hemodynamic, and cerebrospinal fluid oscillations in human sleep". Science 366, 2019

Garrison, M.M. et al.: „Media Use and Child Sleep: The Impact of Content, Timing, and Environment" in Pediatrics 128, 2011

Goines, L. / Hagler, L.: „Noise pollution: a modem plague" in South Med J 100, 2007

Gombert, L. et al.: „Protect Your Sleep When Work is Calling: How Work-Related Smartphone Use During Non-Work Time and Sleep Quality Impact Next-Day Self-Control Processes at Work" in International Journal of Environmental Research and Public Health, 15, 2018

Grote, V. et al.: „Cardiorespiratory Interaction and Autonomic Sleep Quality Improve during Sleep in Beds Made from Pinus cembra (Stone Pine) Solid Wood" in Int. J. Environ. Res. Public Health 18, 2021

Hahad, O. et al.: „Annoyance to different noise sources is associated with atrial fibrillation in the Gutenberg Health Study" in Int J Cardiol 264, 2018

Halsona, S.L. / Peiffer, J.J.: „Understanding sleep disturbance in athletes prior to important competitions" in Journal of Science and Medicine in Sport 18, 2015

Haren, H.v.: „Monthly periodicity in acoustic reflections and vertical motions in the deep ocean" in Geophysical Research Letters 34, 2007

Hirshkowitz, M. et al.: „National Sleep Foundation's updated sleep duration recommendations: final report" in Sleep Health 1, 2015

Hoedlmoser, K. et al.: „Instrumental conditioning of human sensorimotor rhythm (12-15 Hz) and its impact on sleep as well as declarative learning" in Sleep 31, 2008

Hofstra, W.A. / de Weerd, A.W.: „How to assess circadian rhythm in humans: A review of literature" in Epilepsy & Behavior13, 2008

Hölzel, B. et al.: „Stress reduction correlates with structural changes in the amygdala" in Social Cognitive and Affective Neuroscience 5, 2010

Hudson, A.N. / Van Dongen, H. / Honn, K.A.: „Sleep deprivation, vigilant attention, and brain function: a review" in Neuropsychopharmacology 45, 2020

Idzikowski, Ch.: Sound Asleep. Watkins Media Limited, 2013

Jacob, H. et al.: „Therapeutics on the clock: Circadian medicine in the treatment of chronic inflammatory diseases" in Biochemical Pharmacology182, 2020

Jacobs, B.L.: „Serotonin, Motor Activity and Depression-Related Disorders" in American Scientist 5, 1994

Kantermann, Th. et al.: „The Human Circadian Clock's Seasonal Adjustment is disrupted by Daylight Saving Time" in Current Biology, 2007

Kaufmann-Huber, G.: Kinder brauchen Rituale. Herder, 1998

Kleitman, N. / Engelmann, Th.G.: Sleep Characteristics of Infants" in Journal of Applied Physiology November, 1953

Knez, I.: „Effects of colour of light on nonvisual psychological processes" in Journal of Environmental Psychology, 2001

Kopf-Bolanz, K. / Eugster, E.: „Vergleich der Nährstoffgehalte von Kuhmilch mit Schaf- und Ziegenmilch sowie pflanzenbasierten Getränken" in Schweizer Zeitschrift für Ernährungsmedizin 3, 2019

Kovacs F.M. et al.: „Effect of firmness of matress on chronic non-specific low back pain" in Lancet 362, 2003

Krebs, S.K.: Gibt es einen Zusammenhang zwischen synodischem Mondzyklus und subjektiver Schlafdauer und Schlafqualität? Medizinische Fakultät der Eberhard-Karls-Universität zu Tübingen, 2010

Kuhlen, F.J.: Zur Geschichte der Schmerz-, Schlaf- und Betaubungsmittel in Mittelalter und früher Neuzeit, Deutscher Apotheker Verlag, 1983

Lally, Ph. Et al.: „How are habits formed: Modelling habit formation in the real world" in European Journal of Social Psychology 40, 2010

Lange, T. et al.: „Sleep after Vaccination Boosts Immunological Memory" in J Immunol 187, 2011

Lee, J. / Kang, H.: „The Effect of Improving Indoor Air Quality using some C3 Plants and CAM Plants" in Indian Journal of Science and Technology 26, 2015

Lemmer, B.: Wirksamkeit in Abhängigkeit vom Einnahmezeitpunkt, Deutsche Pharmazeutische Gesellschaft. Münster, 2002

Lemola, S. et al.: "Adolescents' electronic media use at night, sleep disturbance, and depressive symptoms in the smartphone age" in J Youth Adolesc. 44, 2015

Levenson, J.C. et al.: "The association between social media use and sleep disturbance among young adults" in Preventive Medicine 85, 2016

Lillehei A.S. / Halcon, L.L.: „A systematic review of the effect of inhaled essential oils on sleep" in J Altern Complement Med. 20, 2014

Long, J.E. et al.: „Morning vaccination enhances antibody response over afternoon vaccination: A cluster-randomised trial" in Vaccine 34, 2016

Loughran, S.P et al.: „The effect of electromagnetic fields emitted by mobile phones on human sleep" in NeuroReport 16, 2005

Makropoulos, M.: Theorie der Massenkultur. Brill | Fink, 2008

Marshall, T.G. / Rumann Heil, T.J.: „Electrosmog and autoimmune disease" in Immunologic Research 65, 2017

Mathôt, S.: „Pupillometry: Psychology, Physiology, and Function" in J Cogn, 2018

Mattingly, S.M. et al.: „The effects of seasons and weather on sleep patterns measured through longitudinal multimodal sensing" in npj Digital Medicine volume 4, 2021

Moore, M. / Meltzer, L.J.: „The sleepy adolescent: causes and consequences of sleepiness in teens" in Paediatric Respiratory Reviews 9, 2008

Morselli, L. et al.: „Role of sleep duration in the regulation of glucose metabolism and appetite" in Best Pract Res Clin Endocrinol Metab 24, 2010

Murch, S.J. et al.: „Tryptophan is a precursor for melatonin and serotonin biosynthesis in in vitro regenerated St. John's wort (Hypericum perforatum L. cv. Anthos) plants" in Plant Cell Reports 19, 2000

Neumann, F. / Oberhauser, V. / Kornmeier, J.: „How odor cues help to optimize learning during sleep in a real life-setting" in Scientific Reports 10, 2020

Nissen Ch. et al.: „Sleep is more than rest for plasticity in the human cortex" in Sleep 216, 2021

Ohayon, M.M. et al.: „Meta-Analysis of Quantitative Sleep Parameters From Childhood to Old Age in Healthy Individuals: Developing Normative Sleep Values Across the Human Lifespan" in Sleep 27, 2004

Orzeł-Gryglewska, J.: „Consequences of sleep deprivation" in International Journal of Occupational Medicine and Environmental Health 23, 2010

Pauli, P. / Moldan, D: Schirmung elektromagnetischer Wellen im persönlichen Umfeld. Bayerisches Landesamt für Umwelt, 2008

Persson Waye, K. et al.: „Effects of nighttime low frequency noise on the cortisol response to awakening and subjective sleep quality" in Life Sciences 8, 2017

Poddar, A. / Rana, S.: „Effect of Geopathic Stress and its correction on human body and machinery breakdown" Medicine and Medical Sciences" 1, 2014

Pollmächer, Th. et al.: Handbuch Schlafmedizin. Urban & Fischer, 2020

Raymann, R. et al.: „Skin temperature and sleep-onset latency: changes with age and insomnia" in Physiol Behav 90, 2007

Rebelo-Pintoa, T. et al.: „Validation of a three-dimensional model about sleep: Habits, personal factors and environmental factors" in Sleep Science 7, 2014,

Reis, V.: Diplomarbeit „Musik und Schlaf". Philologisch-Kulturwissenschaftliche Fakultät der Universität Wien, 2013

Riesen, W.F.: „Dünne Luft (Höhenmedizin)", KHM-Kongress Luzern, 2017,

Ritter, S.M. et al.: „Good morning creativity: task reactivation during sleep enhances beneficial effect of sleep on creative performance" in Journal of Sleep Research 21, 2012

Sandhu, A. et al.: "Daylight savings time and myocardial infarction" in Open Heart 1, 2014

Saper, C.B / Scammell, Th.E. / Lu, J.: „Hypothalamic regulation of sleep and circadian rhythms" in NATURE Nr. 437, 2005

Schneider, M.: „Gesünder leben mit Zimmerpflanzen" in Der Heilpraktiker 11, 2013

Schoeni, A. / Roser, K. / Röösli. M.: Symptoms and Cognitive Functions in Adolescents in Relation to Mobile Phone Use during Night" Plos one 10, 2015

Seehafer, P.: Eine empirische Untersuchung zum Einfluss psychosozialer Faktoren auf das Erleben der Menopause. Hamburg University Press, 2002

Serbest, S. et al.: „Preoperative and postoperative sleep quality evaluation in rotator cuff tear patients" in Knee Surgery, Sports Traumatology, Arthroscopy 25, 2017 Soldner, G / Stellmann, H.M.: Individuelle Pädiatrie. Wissenschaftliche Verlagsgesellschaft Stuttgart, 2007

Spence, C.: „On the psychological impact of food colour" in Flavour, 2015

Stangl, W.: Stichwort ‚Routine − Online Lexikon für Psychologie und Pädagogik'. Online Lexikon für Psychologie und Pädagogik (www.lexikon.stangl.eu/4486/routine, Stand 09.01.2022)

Stuck, B.A. / Maurer, J.T. / Schredl, M. / Weeß, H.-G.: Praxis der Schlafmedizin: Schlafstörungen bei Erwachsenen und Kindern Diagnostik, Differentialdiagnostik und Therapie. Springer-Verlag, 2013

Stutz, J. et al.: „Effects of Evening Exercise on Sleep in Healthy Participants: A Systematic Review and Meta-Analysis" in Sports Medicine 2, 2019

Tamaki, M. / Sasaki, Y.: „Surveillance During REM Sleep for the First-Night Effect" in Front Neurosci 13, 2019

Tanriverdi, F. / Karaca, Z. / Unluhizarci, K. / Kelestimur, F.: „Unusual effects of GH deficiency in adults: a review about the effects of GH on skin, sleep, and coagulation" in Endocrine 47, 2014

Techniker Krankenkasse: Schlaf gut, Deutschland – TK-Schlafstudie 2017, 2017

Tenger, D. / Frick, K.: Die Zukunft des Schlafens – Neue Märkte in der Always-on-Gesellschaft. Gottlieb Duttweiler Institute, 2014

Thoma, E. / Moser, M.: Die sanfte Medizin der Bäume. Servus, 2020

Tonetti, L. et al.: „Season of Birth and Sleep-Timing Preferences in Adolescents" in Chronobiology International 28, 2011

Valtonen, M. et al.: „Effect of melatonin-rich night-time milk on sleep and activity in elderly institutionalized subjects" in Nord J Psychiatry 59, 2005

Wang, J. et al.: „Dampness and mold at home and at work and onset of insomnia symptoms, snoring and excessive daytime sleepiness" in Environment International 139, 2020

Worthman, C. / Melby, M.K.: „Toward a comparative developmental ecology of human sleep" in Adolescent sleep patterns: Biological, social, and psychological influences, 2002

Yang, W.-W. et al.: „Structural characterization and antioxidant activities of a novel polysaccharide fraction from the fruiting bodies of Craterellus cornucopioides" in International Journal of Biological Macromolecules 117, 2018

Zamiri, C.: Studies on the formulation and delivery of somatropin. University of Illinois at Chicago, Health Sciences Center, 2004.

Zarrindast, M. R. / Mohagheghi-Badi, M. / Fatehi, F.: „Effects of adenosine agents on apomorphine-induced yawning in rats" in Psychopharmacology 122, 1995

Buch- und Audioempfehlungen

Für einen entspannten Abend:

Jacobi, Mona (Hrsg.): Ein Zeichen nur in dieser Nacht und Stille – Sternengedichte

Kirchschlager, Angelika – When Night Falls (Musik-CD)

Prey, Florian – Leise sinkt der Abend nieder (Musik-CD)

Schönberger, Kilian: Nachts im Wald Wanderabenteuer zwischen Abenddämmerung und Morgengrauen

Waddell, Martin: Kannst du nicht schlafen, kleiner Bär? (Vorlesebuch)

Zum Weiterlesen:

Hirsch, Siegrid: Schlafmilch, Einfaches Hausmittel zur Beseitigung von Nervosität (Freya Verlag, 2023)

von Heynitz Sigismund: Wachen und Schlafen – Ein Weg durch die vier Tageszeiten (Ch. Möllmann, 1997)

Schoorel Edmond / **Weerts** Nicole: Schlaf und seine Bedeutung für einen gesunden Rhythmus (Verlag Urachhaus, 2020)

Heilpflanzen für meinen guten Schlaf

Aloe vera *(Aloe vera)*

Baldrian *(Valeriana officinalis, Radix)*

Bärlauch *(Allium ursinum)*

Basilikum *(Ocimum basilicum)*

Beifuß *(Artemisia vulgaris)*

Berg-Bohnenkraut *(Satureja montana)*

Bogenhanf *(Sansevieria var.)*

Brennnessel *(Urtica dioica)*

Brombeere *(Rubus fruticosus)*

Edelkastanie *(Castanea sativa)*

Eibisch *(Althaea officinalis)*

Einblatt *(Spathiphyllum wallisii)*

Eisenkraut *(Verbena officinalis)*

Erzengelwurz *(Angelica archangelica)*

Esche, Gemeine *(Fraxinus excelsor)*

Fenchel *(Foeniculum vulgaris)*

Geißblatt, Echtes
(Lonicera caprifolium)

Geranie, Rosen-
(Pelargonium graveolens)

Grünlilie *(Chlorophytum comosum)*

Hafer *(Avena sativa)*

Herzgespann *(Leonurus cardiaca)*

Heublumen *(Graminis flores)*

Honigmelone *(Cucumis melo)*

Hopfen *(Humulus lupus)*

Immortelle *(Helichrysum italicum)*

Jasmin *(Jasminum officinale)*

Johanniskraut
(Hypericum perforatum)

Kakao *(Theobroma cacao)*

Kamille, Echte *(Matricaria chamomilla)*

Kamille, Römische
(Chamaemelum nobile)

Katzenminze *(Nepeta cataria)*

Käthchen, Flammendes
(Kalanchoe blossfeldiana)

Labkraut, Echtes *(Galium verum)*

Lackporling, Glänzender
(Ganoderma lucidum)

Lavendel *(Lavandula angustifolia)*

Linde *(Tilia var.)*

Löffelkraut *(Cochlearia officinalis)*

Lorbeer *(Laurus nobilis)*

Mädesüß *(Filipendula ulmaria)*

Mandarine *(Citrus reticulata)*

Mandel *(Prunus dulcis)*

Mondstein *(Pachyphytum oviferum)*

Neroli *(Citrus × aurantium)*

Orange *(Citrus sinensis)*

Passionsblume *(Passiflora incarnata)*

Petersilie *(Petroselinum crispum)*

Rosettenbäumchen
(Aeonium sedifolium)

Sandelholz *(Santalum album)*

Sauerkirsche *(Prunus cerasus)*

Schafgarbe *(Achillea millefolia)*

Scharbockskraut *(Ficaria verna)*

Steinklee, Echter *(Melilotus officinalis)*

Tanne *(Abies alba)*

Vetiver *(Vetiveria zizanioides)*

Waldmeister *(Asperula odorata)*

Weihrauch *(Boswellia sacra)*

Weißdorn *(Crataegus)*

Wolfstrapp *(Lycopus europaeus)*

Zeder *(Cedrus atlantica)*

Zirbe *(Pinus cembra)*

Zitronenmelisse *(Melissa officinalis)*

Stichwortverzeichnis

Danksagung

Mein allererster und größter Dank gebührt meiner Familie für ihre Unterstützung in der heißen Schreibephase, vor allem meiner Tochter Claire für das liebevolle Bekochen und meinem Mann Jan-Friedrich für das große Rundum-Backup und seinen Einsatz als engagierter Erstleser – ohne Euch ginge es nicht!

Ebenso herzlich danke ich Siegrid Hirsch und Wolf Ruzicka vom Freya Verlag für die Begeisterung, mit der sie das Buchprojekt entwickelt, begleitet und während seiner ganzen Entstehungsphase unterstützt haben.

Ein ganz besonderer Dank gilt schließlich meiner Knuffikatze, die mir während der gesamten Arbeit am Buchprojekt nicht von der Seite gewichen ist und mir dabei schnurrende Muse, Inspiration und Ruhepol war.

Fotonachweise : © Adobe Stock COVER: rufar (schlafende Frau) / candy1812 / Luis Carlos Jiménez (Malve) / ksena32 (Hafer) / emberiza (Beifuß) Scisetti Alfio (Weißdornblüten) fotomaster (Lerche) / bo (Uhu) / eldarnurkovic (Hintergrundbild) // KERN: Luis Carlos Jiménez S. 3, 48 / xiaoliangge (Efeu) S. 4, 99 / Pixel-Shot (Milch) S. 4, 27 (Paravent) S. 34, 42, 51 / Ruckszio (Arnika) S. 4, 69 / valery121283 (Jasmin) S. 5, 100 / ricki76 (Maroni) S. 5, 27 / dariaustiugova S. 7, 53 / ivanmateev S. 8 / Archivist S. 10 / Ludk S. 15 / kireewongfoto S. 18 / wabeno (Spiegel) S. 34 /candy1812 (Gänseblümchen) S. 35 / gitusik (Orchidee) S. 35 / M88 S. 37 / st1909 S. 40 / contrastwerkstatt S. 49 / Pavel Timofeev S. 50 / Vasyl S. 54 / Virtexie S 55 / Michael Meijer S. 56 / emberiza S. 57 / Kostia S. 58 / sutichak S. 59 / Alexander Potapov S. 62 / Prostock-studio S. 63 / ThorstenSchmitt S. 64 / Olga Miltsova (Basilikum) S. 65 / Robert Biedermann (Wolfsmilch) S. 66, 110 / Rokfeler (Stechpalme) S. 66 / kazakovmaksim (Stephanskraut) S. 67 / unpict (Frauenmantel) S.67 / hayo S. 70 / petrsalinger (Gingko) S. 71 / Liudmila (Erle) S. 71 / De Visu S. 72 / Martina Berg S. 74 / Marc (Löffelkraut) S. 77 / simona (Scharbockskraut) S. 77 / DjiggiBodgi.com (Bärlauch) S. 77 / drubig-photo S. 80 / eldarnurkovic S. 86 / by-studio (Lavendel) S. 89 / ksena32 (Hafer) S. 89, 169 / Marina Lohrbach (Baldrian) S. 89 / unpict S. 90 / vovan S. 92 / New Africa S. 98, 155 / simona (Latsche) S. 107, (Geißblatt) 166 / Valemaxxx S. (Akelei) S.107 / Scisetti Alfio S. 109, 146 / spline_x S. 115, 152 / IgorZh (Zitrone) S. 119 / Wirestock Creators (Orchidee) S. 119 / Yuri Kravchenko (Schlehdorn) S. 119 / vandycandy S. 122 / Tetiana S. 125 / egorxfi S. 127 / theartofpics S. 129 / fotomaster (Lerche) S. 132 / bo (Uhu) S. 132 / Frank S. 135 / Joachim S. 136 / Anatthaphon (Pilz) S. 145 / eyetronic (Birke) S. 145 / kolesnikovserg S. 147 / ihorhvozdetskiy S. 148 / m_____k____ S. 161 / Сергей Васильченко S. 164 / tom (Mädesüß) S. 166 / Maksim Shebeko (Immortelle) S. 166 / Ekaterina S. 171 / mimibubu S. 174 / Cyril S. 175 / niradj S. 178